# 岁月轻语

## 科学度过更年期

舒宽勇 主编

江西科学技术出版社
江西·南昌

## 图书在版编目（ＣＩＰ）数据

岁月轻语 : 科学度过更年期 / 舒宽勇主编． -- 南昌 : 江西科学技术出版社，2025.1
　　ISBN 978-7-5390-8796-2

　　Ⅰ．①岁… Ⅱ．①舒… Ⅲ．①女性－更年期－保健 Ⅳ．① R711.75

中国国家版本馆CIP数据核字（2023）第 225645 号

### 岁月轻语：科学度过更年期
SUIYUE QINGYU: KEXUE DUGUO GENGNIANQI

舒宽勇　主编

| | |
|---|---|
| 出版发行 | 江西科学技术出版社 |
| 社址 | 南昌市蓼洲街2号附1号 |
| | 邮编：330009　电话：（0791）86623491　86639342（传真） |
| 印刷 | 江西千叶彩印有限公司 |
| 经销 | 全国新华书店 |
| 开本 | 889mm×1240mm　1/32 |
| 字数 | 50千字 |
| 印张 | 6.25 |
| 版次 | 2025年1月第1版 |
| 印次 | 2025年1月第1次印刷 |
| 书号 | ISBN 978-7-5390-8796-2 |
| 定价 | 36.00元 |

国际互联网（Internet）地址：http://www.jxkjcbs.com　　选题序号：ZK2023290
赣版权登字：-03-2024-286　　责任编辑：万圣丹　宋涛　　装帧设计：傅司晨
版权所有　侵权必究
（赣科版图书凡属印装错误，可向承印厂调换）

# 加入"科学呵护更年期"
# 做健康女人，享快乐人生！

更年期综合征是困扰女性的一大难题，因更年期生理变化引起的心理、生理不适，严重影响女性的生活质量。为了帮助女性朋友科学认识更年期，及早预防、及时应对更年期综合征，我们准备了相关学习资料。

### 名医好课 免费学习

微信扫一扫
更年期线上资源享不停

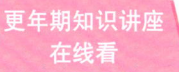

更年期知识讲座
在线看

视频资源

# 前 言

近些年来,因更年期综合征到医院寻求帮助的女性越来越多,引起各国妇产科医生的广泛关注。以中国妇女为例,自然绝经的平均年龄一直维持在49.2岁左右,而寿命却一直在延长。2035年,我国女性预期寿命将超过85岁,北京、上海及广东等发达地区可达到90岁以上,这样女性将有超过30年甚至生命中一半的时间是在无月经来潮的日子里度过的,也就是说有超过1/3的时间活在"老年期"。根据不完全统计,到医院就诊的更年期女性比例已经从数年前的4%上升至9%。虽然我国妇产科医生做了大量的更年期保健科学普及工作,但是无论是普通大众还是医务工作者,对绝经的认识仍很有限。很多人认为绝经是"自然老化",对其潜在的危害所知甚少，甚至连更年期有哪些症状和长期危害都不知道，导致错过了治疗更年期综合征的最佳时机。绝经激素治疗（MHT）在国内适宜人群中仅有1%~2%的使用率，而欧美国家已达到30%左右。一项来自北京协和医院的院内调查显示，由于长期有妇科内分泌专家推行的院内继续教育项目，持续推动绝经相关疾病的防治，医务人员对绝经激素治疗的适应症和并发症有较好的认识，绝经激素治疗使用率达30%，妇产科医生及其家属绝经激素治疗使用率更高。

  作为一名妇产科医生，我意识到更年期健康宣传教育的重要性，向女性朋友传递正确的医学知识以及解决她们的健康问题，是我愿意用毕生精力去做的事业。多年以来，我应邀在全国各大学术会议上做报告，并与各地的医学同道交流工作中的经验和国内外前沿成果，也以各种形式参与了众多更年期保健的科普活动。2018年，江西省卫生健康委员会与江西省出版集团公司共同打造的"健康江西"全媒体出版项目——全媒体"健康传播"系列丛书之一《轻松度过更年期》出版，使不少读者获益，获得了众多读者的好评。该书在中共中央宣传部、农村农业部组织的 2019 新时代乡村阅读季活动中，入选 2019"农民喜爱的百种图书"；2019 年获第 32 届华东地区科技出版社优秀科技图书一等奖；获江西省医学会 2022 年度医学科学技术普及奖。

本书在《轻松度过更年期》的基础上修订出版，并参考了 2023 年版《中国绝经管理与绝经激素治疗指南》、北美绝经学会（NAMS）2022 年版指南及韩国更年期协会 2020 年版《绝经激素治疗指南》等重要标准。

绝经是人生中的一件大事，这一时期应赋予女性新的活力，塑造全新的生活和未来。两千多年前，《黄帝内经》提出"上医治未病，中医治欲病，下医治已病"，即医术最高明的医生并不是擅长治病的人，而是能够预防疾病的人，绝经激素治疗的措施是防重于治，完全符合"未病先防、既病防变"的科学思想。绝经需要全面健康生活方式的管理，在此基础上经更年期门诊医生指导，个体化进行绝经激素治疗。绝经激素治疗是目前能够一揽子解决绝经女性雌激素缺乏带来的诸多问题的医疗措施，是对绝经相关症状有效的治疗方法。

希望本书的出版,能让更多的人,包括基层全科医师、妇产科医师更加重视更年期,重视更年期保健,在缓解绝经相关症状的同时"治未病"。

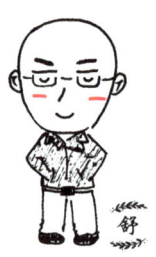

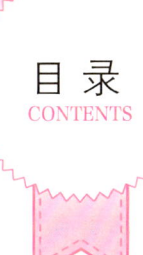

# 目录
CONTENTS

## PART 1 更年期早知道

什么是更年期 / 002

女性为什么会有更年期 / 006

更年期何时开始与结束 / 011

对更年期的一些错误认知 / 019

提前到来的更年期 / 024

## PART 2 更年期对症看

更年期月经异常 / 031

更年期潮热出汗 / 035

更年期失眠多梦 / 040

更年期头晕、头痛、心慌、胸闷 / 044

更年期四肢关节酸痛 / 048

更年期抑郁症 / 052

更年期情绪问题及记忆力减退 / 058

更年期尿失禁、子宫脱垂 / 066

更年期骨质疏松 / 071

更年期肥胖　/ 078

更年期与老年痴呆　/ 087

更年期"小性福"　/ 089

更年期泌尿生殖系统萎缩症状　/ 093

更年期的其他症状　/ 097

## PART 3 更年期精彩过

更年期不可怕　/ 105

合理搭配，均衡饮食　/ 108

规律运动，劳逸结合　/ 116

适当调节，放松心情　/ 122

每年体检必不可少　/ 127

更年期门诊就诊准备　/ 134

哪些更年期女性需要补充激素　/ 136

哪些更年期女性不能补充激素　/ 143

绝经激素治疗的用药途径　/ 154

绝经激素治疗的好处与风险　/ 157

绝经激素治疗的常见问题　/ 167

中医中药治疗　/ 172

更年期病例例举　/ 177

更年期门诊健康策略　/ 186

更年期门诊接诊流程　/ 187

绝经激素治疗随访流程　/ 188

# PART 1

## 更年期早知道

## 什么是更年期

随着社会的发展，时间的推移，很多四五十岁的女性进入了一个怪圈：经济条件宽裕了，想要的东西可以相对轻松地得到了，儿女或是学业有成，或是成家立业，许多事情不需要操心了……可是许多女性却发现自己没那么开心了，变得暴躁、易怒、忧郁、伤感，甚至疑神疑鬼。有一部分女性知道自己是进入了人们常说的"更年期"，认为这是一种正常的现象，不需要治疗，只要熬过几年就可以了；也有一部分女性知道更年期症状需要治疗，但却不得其法，到处寻医问诊，有人甚至怀疑自己得了精神疾病，去心身医学科或精神心理科求治；

还有一些女性根本不知道自己已经进入了更年期,越来越烦躁,让家人承受自己的坏脾气,导致家庭矛盾日益激化,变得不可调和。

女性在40岁之后,若身体出现以下一些症状,就需要引起重视了。比如:月经紊乱、潮热出汗、失眠多梦、头晕乏力、胸闷心慌、脾气暴躁、胡思乱想、皮肤粗糙、夜尿增多、体形变胖、血压升高、血脂升高、骨质疏松,记忆力下降甚至老年痴呆等,此时,卵巢功能开始走下坡路,意味着更年期的到来。

更年期在医学上又叫围绝经期,"更年期"一词更多是用于大众的科普教育。中国女性开始进入更年期的平均年龄为46岁,绝经的年龄在48~52岁,约90%的女性在45~55岁之间绝经。传统的"更年期"是广泛意义上的女性生理期定义,指女性从生育期过渡到老年期的特殊阶段,多数出现在40~65岁,其标志性事件是绝经。绝经前后的一系列相关症状统称为绝经综合征(旧称更年期综合征)。

更年期的到来通常有月经周期异常的表现,40岁以上的女性,10个月内出现两次相邻月经周期长度改变超过7天,即表明更年期的到来,例如:原先28

天月经来潮一次，提前至 20 天来潮一次甚至更前（临床上称月经频发），或者推后至 36 天来一次甚至更晚（临床上称月经稀发）。这样的月经状态我们称为月经改变超过 7 天。

更年期女性仍然是社会的"中坚力量"，需要更多关爱。女性绝经后出现的一系列症状，对生活及家庭的影响变得日益突出。

女性的成长和发育被划分为不同的时期。根据年龄和生理特征可分为胎儿期、新生儿期、儿童期、青春期、性成熟期、围绝经期、绝经后期。

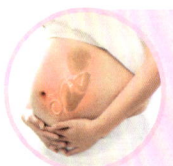
胎儿期：从卵子受精至出生，平均为 266 天

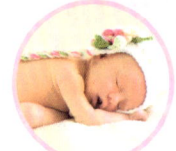
新生儿期：出生四周内

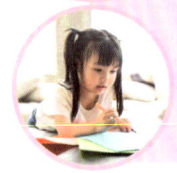
儿童期：从新生儿期结束至 12 岁左右

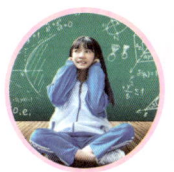
青春期：从月经来潮至生殖器官发育成熟。世界卫生组织将青春期定为 10~19 岁

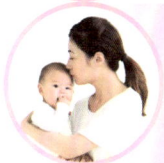
性成熟期：卵巢功能成熟并周期性分泌性激素及排卵。一般自 18 岁左右开始，历时约 30 年

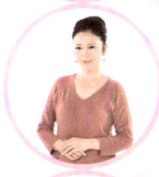
围绝经期：从卵巢功能开始衰退直到绝经后 1 年内，平均 49.5 岁绝经

绝经后期：绝经后的生命时期

从上述时期划分我们可以看出，女性的围绝经期及绝经后期占整个生命长度的 1/3，甚至是一半，在漫长的岁月里，我们需要让广大女性更好、更高质量地度过后半段的生命旅程。

## 女性为什么会有更年期

《黄帝内经》云:"六七三阳脉衰于上,面皆焦,发始白。七七任脉虚,太冲脉衰少,天癸竭,地道不通,故形坏而无子也。"意思是女性到了六七四十二岁,上部的三阳脉衰退,面容枯焦槁悴,头发开始变白;到了七七四十九岁,任脉空虚,太冲脉衰微,天癸枯竭,月经断经,所以形体衰老,不再有生育能力。

很多人就奇怪了,那既然每位女性都有更年期,为什么以前的女性没有太多的表现呢。古时候,由于经济及生活水平的限制,女性的平均寿命在40岁左右,很多女性还没来得及经历更年期就已经香消玉殒了。而如今随着社会的进步,生活水平的提高,医疗保障体系的完善,人类的平均寿命也随之延长,于是越来越多的女性出现绝经后的一系列症状。有这样一个传说,乾隆皇帝的青梅竹马,在他的垂幸下一路从娴妃走上中宫后位，独掌六宫大权。但为何最后这位继后落得个被废并剪去一头长发幽居冷宫的结局？据传说，这位继后大约从47岁始，便开始每天夜里阵阵出虚汗、衣服浸透，需要更换衣物才能安睡，时常睡眠欠佳，心情不好，没有精神，易怒、暴躁。这位继后时常头痛，经常为了一些小事发脾气，而大事又因头痛无暇顾及，更是日日担心旁人在背后说她的坏话。忧思、多疑、猜忌、偏执，她意识到自己"老了"，虽容颜依旧，肤如凝脂，但眼神已沧桑。她的种种行为让不甚关心后宫的乾隆都起了疑心，慢慢地这位继后变成了一位妒妇，行事偏激，处处忤逆乾隆，最后圣颜一怒把她关入冷宫并废了她的后位。其实说到底就是更年期女性没有得到有效治疗所惹的祸。

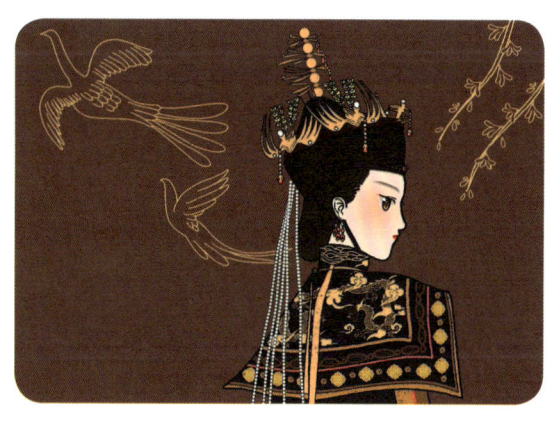

看了上面的故事，很多女性肯定觉得更年期很可怕，那么更年期究竟可不可怕呢？女性为什么会有更年期呢？是不是所有女性都要经历更年期这一阶段呢？让我们来了解一下更年期究竟是怎么回事。

人体内有各种各样的脏器、腺体，它们分泌着人体需要的各种各样的激素，比如甲状腺分泌甲状腺素、胰岛细胞分泌胰岛素、性腺分泌性激素、下丘脑分泌促性腺激素等等，更年期就与女性的雌激素有关。雌激素是由卵巢分泌的（卵巢还分泌孕激素及少量的雄激素，雄激素可以维持女性的性欲等），而卵巢是女性所有脏器中最先衰老的。

卵泡是卵巢的基本结构及功能单位。女性在还是5~6个月大的胚胎时期就有600万~700万个卵母细胞，此时是生殖细胞最多的时期，之后卵母细胞开始凋亡，到足月出生时含有约200万个卵母细胞，到青春期时剩下40万个，女性一生中有效的卵母细胞就这么多，因为没有新的卵母细胞形成了。女性一生可以排出成熟卵400~500个，这个是有定数的，当卵巢内窦卵泡所剩无几时，女性便慢慢地进入更年期，随着年龄的增长，如果卵巢内无窦卵泡了，女性便进入绝经期，至此便失去生殖能力。综上所述，就是因为卵巢内卵母细胞慢慢减少，即卵巢功能衰退导致女性进入更年期。

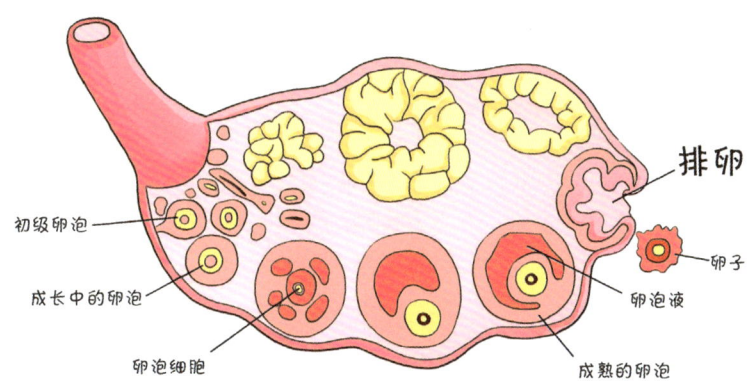

女性进入更年期时，首先会出现的症状是月经的改变。月经是怎么回事？月经与卵巢又有什么关系？为什么月经出现变化便意味着进入了更年期？

月经是指伴随卵巢功能周期性变化而出现的子宫内膜周期性的脱落及出血。随着卵巢功能的衰退，激素水平紊乱，月经就会出现异常甚至闭经。所以女性到一定年龄阶段出现月经改变时，排除器质性病变，便意味着进入更年期了。

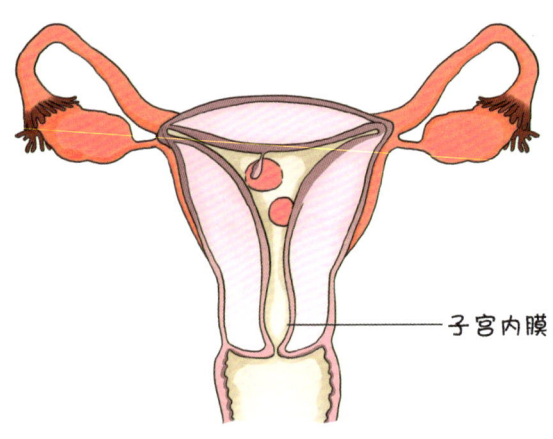

子宫内膜

所以知道了更年期的来由之后,我们就不用害怕啦。实际上就是身体原先拥有的雌激素慢慢减少了,身体出现了一系列的变化。那么,如果给身体补充相应的雌激素,我们的身体是不是还会像以前一样健康呢?答案是肯定的,所以就有专家提出了绝经激素治疗法(MHT),这也符合我国传统医学"缺什么补什么"和"治未病"的观点。身体缺少雌激素便补充雌激素,就像糖尿病患者补充胰岛素、甲状腺功能减退的患者补充甲状腺激素一样。现在还是有不少的女性不能接受绝经激素治疗,但实际上绝经激素治疗对更年期的女性来说是利大于弊的。

## 更年期何时开始与结束

大部分女性进入更年期时是月经先发生变化,但也有一部分女性月经周期正常,却出现了一系列其他的临床症状,比如疲劳乏力、潮热、出汗、睡眠欠佳、四肢关节酸痛等。不管是月经的改变,还是出现了其他的临床症状,都应该及时到医院就诊,检查一下卵巢功能是否衰退了,是不是即将进入更年期了。

那么,哪项检查能检测卵巢功能是否衰退呢?

更年期门诊有两项检查,分别是性腺六项检查和抗米勒管激素(AMH)检查,这是反映卵巢功能的重要指标。

性腺六项检查一般在月经周期的第2~4天抽血,闭经的女性随时抽血都可以,可通过测定性激素水平来了解女性内分泌功能,诊断与内分泌失调相关的疾病。以下检查单所示，就是一个性激素水平正常的女性。

| 项目名称 | 结果 | 参考范围 | 单位 |
|---|---|---|---|
| 促卵泡生成素FSH | 2.73 | 男性: 0.95-11.95<br>女卵泡期: 3.03-8.08<br>排卵期: 2.55-16.69<br>黄体期: 1.38-5.47<br>绝经期: 26.72-133.41 | IU/L |
| 促黄体生成素LH | 1.75 | 男性: 0.57-12.07<br>女卵泡期: 1.80-11.78<br>排卵期: 7.59-89.08<br>黄体期: 0.56-14.00<br>绝经期: 5.16-61.99 | mIU/mL |
| 雌二醇E2 | 10.0 | 男性: 11-44<br>女卵泡期: 21-251<br>排卵期: 38-649<br>黄体期: 21-312<br>绝经期不在HRT: <10-28<br>绝经期在HRT: <10-144 | pg/mL |
| 垂体泌乳素PRL | 23.28 | 5.18—26.53 | ng/mL |
| 睾酮 TESTO | 20.46 | 10.83—56.94 | ng/dL |
| 抗缪勒管激素AMH | 4.14 | 1.18—9.16 | ng/ml |

抗米勒管激素（AMH）检查可以客观地评价卵巢功能，且不受月经周期的影响，即不管月经周期的第几天抽血检查均可。以下检查单所示，抗米勒管激素水平低下，提示该女性卵巢功能较差。

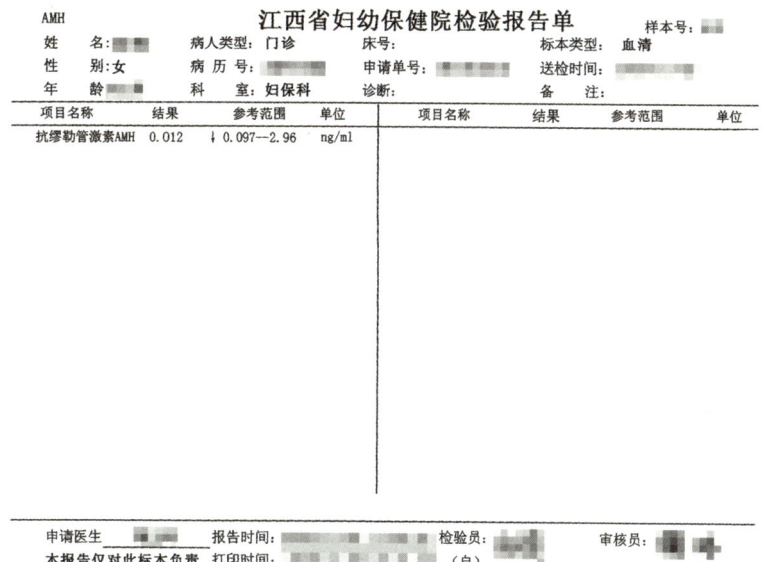

女性的生殖周期是受性腺轴（即下丘脑 – 垂体 – 卵巢等组成的系统）调节的。

下图所示促卵泡生成素（FSH）和促黄体生成素（LH），就是下丘脑（即大脑中枢）分泌出促性腺激素释放激素（GnRH）作用于垂体，垂体分泌 FSH、LH 作用于卵巢，让它释放雌激素、孕激素、抑制素作用于人体。当体内有一定的雌激素、孕激素时便会反过来作用于 FSH、LH、GnRH，这是一个负反馈调节，人体调节大多是负反馈调节，少数为正反馈调节（比如排便反射及分娩）。

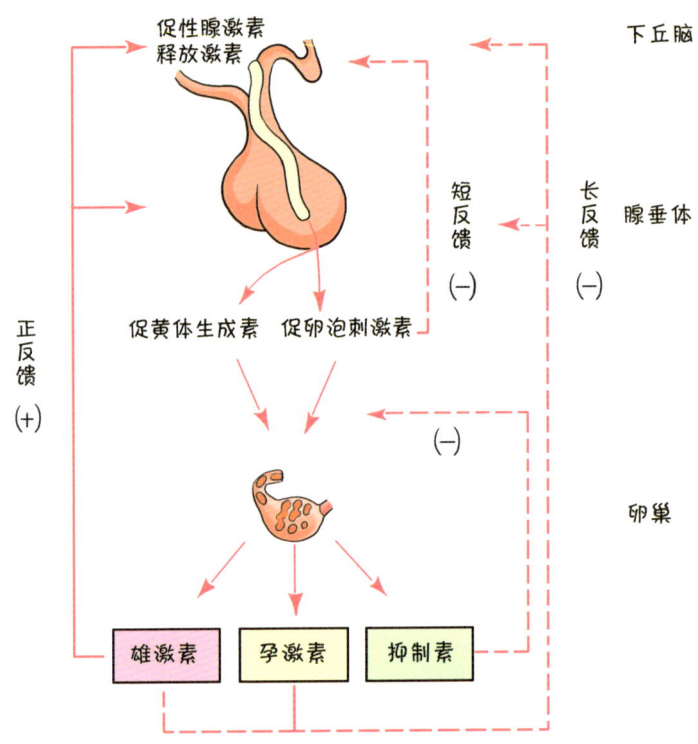

跟甲亢一样，当甲状腺功能亢进时，促甲状腺激素（TSH）释放便会减少，因为游离甲状腺素（$FT_3$、$FT_4$）升高了。反之当$FT_3$、$FT_4$下降了，TSH升高了便是甲状腺功能减退了，即我们说的甲减，这个时候需要补充甲状腺素。

更年期卵巢功能的下降不是直线性的,而是波动的。临床上常有一部分女性月经开始乱了,但检查却显示FSH、LH正常且雌激素异常高,这就是说卵巢功能是波动的。当然,有些疾病会导致高雌激素水平,这种情况也应该被考虑到。

### 江西省妇幼保健院检验报告单

性腺六(FSH、LH、PRL、……)

| 项目名称 | 结果 | 参考范围 单位 | 项目名称 | 结果 | 参考范围 单位 |
|---|---|---|---|---|---|
| 促卵泡生成素FSH | 4.67 | 男性:0.95–11.95IU/L<br>女卵泡期:3.03–8.08<br>排卵期:2.55–16.69<br>黄体期:1.38–5.47<br>绝经期:26.72–133.41 | 孕酮 PROG | 0.25 | 男性:<0.1–0.2ng/mL<br>女卵泡期:<0.1–0.3<br>黄体期:1.2–15.9<br>绝经期:<0.1–0.2<br>孕早期:2.8–147.3<br>孕中期:22.5–95.3<br>孕晚期:27.9–242.5 |
| 促黄体生成素LH | 3.75 | 男性:0.57–12.0mIU/mL<br>女卵泡期:1.80–11.78<br>排卵期:7.59–89.08<br>黄体期:0.56–14.00<br>绝经期:5.16–61.99 | 垂体泌乳素PRL | 52.16 | ↑ 5.18–26.53 ng/mL |
| | | | 睾酮 TESTO | 40.97 | 10.83–56.94 ng/dL |
| 雌二醇E2 | 146.65 | 男性:11–44 pg/mL<br>女卵泡期:21–251<br>排卵期:38–649<br>黄体期:21–312<br>绝经期不在HRT:<10–28<br>绝经期在HRT:<10–144 | 抗缪勒管激素AMH | 0.227 | 0.046–2.06 ng/ml |

卵巢功能波动一段时间后,储备的能量用完了,雌激素的水平便会降低,即使有FSH、LH的作用,但卵巢生产的雌激素渐渐无法满足机体的需求,因此临床上便会有

FSH、LH 很高而雌激素不高甚至下降的化验单出现。当 FSH>40U/L、LH>15U/L、FSH/LH>2.0~3.5 时，提示卵巢功能衰竭，一般在来月经的第 2~4 天检测性腺激素，能比较准确地体现体内雌激素的水平。

| 项目名称 | 结果 | 参考范围 | 单位 | 项目名称 | 结果 | 参考范围 | 单位 |
|---|---|---|---|---|---|---|---|
| 促卵泡生成素FSH | 38.57 | 男性：0.95–11.95<br>女卵泡期：3.03–8.08<br>排卵期：2.55–16.69<br>黄体期：1.38–5.47<br>绝经期：26.72–133.41 | U/L | 孕酮 PROG | 0.17 | 男性：<0.1–0.2<br>女卵泡期：<0.1–0.3<br>黄体期：1.2–15.9<br>绝经期：<0.1–0.2<br>孕早期：2.8–147.3<br>孕中期：22.5–95.3<br>孕晚期：27.9–242.5 | ng/mL |
| 促黄体生成素LH | 17.55 | 男性：0.57–12.0<br>女卵泡期：1.80–11.78<br>排卵期：7.59–89.08<br>黄体期：0.56–14.00<br>绝经期：5.16–61.99 | mIU/mL | 垂体泌乳素PRL | 5.04 ↓ | 5.18–26.53 | ng/mL |
| 雌二醇E2 | 12.79 | 男性：11–44<br>女卵泡期：21–251<br>排卵期：38–649<br>黄体期：21–312<br>绝经期不在HRT：<10–28<br>绝经期在HRT：<10–144 | pg/mL | 睾酮 TESTO | 26.58 | 10.83–56.94 | ng/dL |

现在临床上还常用不受月经周期时间影响随时可以检测卵巢功能的抗米勒管激素（AMH）检查。

女性进入更年期后，最先缺乏的是孕酮，即孕激素，紧跟着出现的症状常常是月经的异常，所以当超过 40 岁的女性出现月经异常，在排除器质性病变之后，即考虑即将进入更年期。

那么，更年期什么时候结束呢？更年期一般持续3~5年，少数人1年内结束，也有个别人可持续10年之久甚至更长时间。绝经症状几乎在每个经历绝经的女性身上都会有体现，只是程度不等。很多女性在没有治疗的情况下，硬扛着，过了几年习惯了身体没有雌激素的作用，更年期就熬过去了。关键的问题是我们需要清醒地认识到绝经以后可能带来的一些远期危害，如骨质疏松带来的骨折风险、心脑血管疾病带来的死亡风险及精神神经系统衰退导致的老年痴呆风险等等。

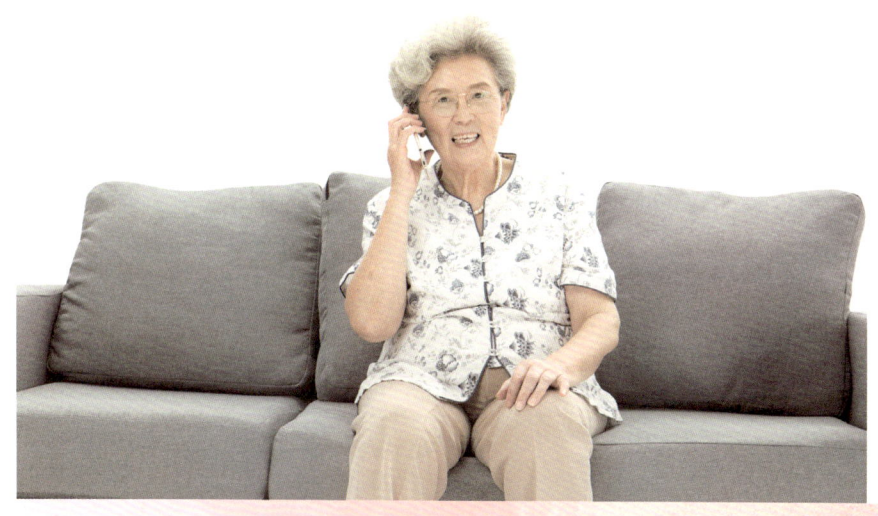

在一次更年期科普讲座上，我曾碰见一位80多岁的女性，很是奇怪这样年纪的女性还来听关于更年期的科普讲座。与她聊天以后才知道，她自己本身是一位妇产科医生，一直在用更年期的药物补充治疗。我惊讶于她80多岁了还在更年期，据她自己描述，一旦停药，便会潮热出汗、头晕、胸闷、心慌，只要吃了药这些症状便都会消失，身体没有其他的不舒服。吃了20多年的雌孕激素，她的大部分身体指标正常，没有代谢性疾病，诸如高血压、糖尿病等，腿脚硬朗，记忆力没有衰退。这个案例告诉我们，虽然说大部分女性的更年期症状几年就会过去，但也有持续很多年的。所以更年期究竟什么时候会结束，是一个个体化的问题，没有人能说准究竟哪天会结束。

## 对更年期的一些错误认知

现实生活中很多女性对于更年期是有一定认识的，但是能真正了解更年期的女性却不多。多数女性认为更年期是个必经的阶段，不需要特别的治疗，只需要忍几年，熬过去就好了。于是她们经常咬牙忍着疲劳乏力、潮热、出汗、心慌、胸闷、头痛、彻夜难眠、夜间频繁如厕、四肢关节酸痛等症状，最重要的是还有因紊乱的月经而产生的焦虑不安。

也有一部分女性，无法忍受更年期的症状，向医生寻求帮助，但是经过治疗症状有所改善后，便停止用药或者不规律用药。因为女性的更年期症状至少持续一年之久，停药或者不规律用药会使更年期症状再度出现，并且不能预防之后的心血管疾病或者骨质疏松、老年痴呆症等病症的发生。

临床上还有一小部分女性通过各种各样的渠道学

习了有关更年期的知识，她们知道更年期的一系列症状与危害，很愿意继续深入学习更年期的相关知识，并且愿意接受规范化的治疗。自我保健意识的增强将获益良多，并且能安稳地度过更年期。

在古代，女性的更年期因为平均寿命的原因以及医疗水平、条件的限制无法成为大家关注的问题，但随着生活水平的提高、人类平均寿命的延长，女性有近 1/3 的时间，甚至是一半的时间是要在围绝经期及绝经期后度过的，所以越来越多的女性会经历更年期，越来越多的更年期症状表现出来。随着医学水平的发展，更年期的各种症状是可以得到改善甚至被解决的，所以更年期不再是女性必须咬紧牙关去硬挺的一段时间，而是可以通过一系列手段去预防和解决其影响的，至于更年期的远期危害，更应该引起我们的重视并提前关注和预防。

随着生活水平的提高，健康养生逐渐成为消费的主流，许多更年期女性为了所谓的健康养生，在大量广告和销售人员的"忽悠"下，认为保健品可以治百病，于是购买和服用了大量的保健品。市场上更年期女性的保健品很多，有的没有效果，有的有一定的效果，可以帮助缓解一些更年期症状。保健品之所以有一定的效果，是因为含有人工合成的雌激素。

一些女性使用后，更年期症状有所改善，便认为只要服用保健品便可以搞定一切，殊不知大多数保健品里面的人工合成雌激素并不能让女性逆生长，也不能预防更年期的远期危害。临床上很多案例提示，长期服用没有准字号的某些保健品会使乳腺癌及子宫内膜癌的发病率升高。

许多更年期女性花费大量钱财购买昂贵的保健品，不但不能给自己带来健康，反而将自己置于危险的境地。所以有更年期症状的女性，不要自行购买市场上的保健品，如果希望治疗更年期的不适，应该在医生的指导下接受激素治疗，而不是依

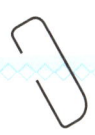

◎购买保健品一定要认准字号。
◎有的保健品中的雌激素剂量是不能确定的，很多超过了临床医生使用的常规剂量。
◎有的保健品中无孕激素，不能保护子宫内膜，甚至会导致子宫内膜在雌激素的作用下异常增生，有可能引发子宫内膜癌的发生。
◎有的保健品里含有的雌激素大多是人工合成的，而临床上使用的大多是天然的雌激素。

靠保健品。绝经激素治疗是医疗措施,是唯一能够一揽子解决由于绝经后雌激素缺乏所带来的各种相关问题的方案。

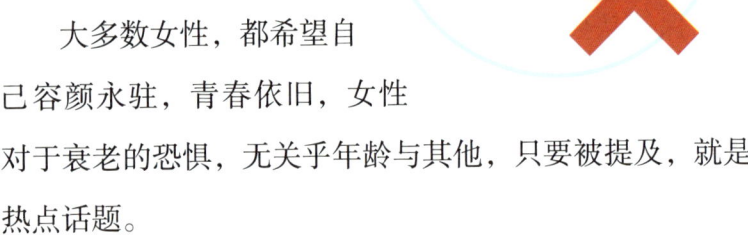

保健品

大多数女性,都希望自己容颜永驻,青春依旧,女性对于衰老的恐惧,无关乎年龄与其他,只要被提及,就是热点话题。

女人为什么会变老呢?因为卵巢老了,这是自然规律,无法改变。但是许多商家打着"卵巢老了,女人就老了","卵巢多少岁,脸蛋多少岁"的幌子大肆宣传"卵巢保养"这一商业观点,于是一批又一批的女性走上了保养卵巢的道路。坊间传闻,卵巢保养有三宝,按摩、理疗与吃药。在许多美容院的宣传中,称在腹部涂上秘制精油、药物,辅以按摩加速血液循环,然后包上保鲜膜,使精油充分渗透皮肤,擦拭干净,然后再次涂抹精油进行二次按摩,可以使精油渗入卵巢,从而保养卵巢。在给女性服务的过程中商家还会大肆宣传自己产品独家,手法专业,疗效领先其他同行,能有效改善卵巢功能,延缓卵巢衰老。殊不知专业的妇产科医生通过妇科检查双合诊或三合诊都不能很全面地触及卵巢，想要看到卵巢，一般需要专业的彩超设备。通过在肚皮揉捏几下就能改善卵巢功能基本上是无稽之谈。更有甚者，有些美容院为了让短期疗效更显著，会在产品中添加人工合成的大剂量雌激素，增加女性患乳腺疾病、妇科疾病的风险。除此以外，各种理疗，比如红外线照射等，更是和卵巢保养没有一丝联系。花大价钱做的保养，皱纹一道没减，色斑一块没少，卵巢的功能没见恢复，子宫上的肌瘤倒是增大了，更有甚者，乳腺癌与子宫内膜癌也随之而来了。花开花落，生老病死，本是自然规律，衰老并不可怕，可怕的是不知道怎么面对它。希望女性读者通过阅读本书，能够对更年期有新的认识，能够找到正确的方法对待更年期；也希望每个女性都能平稳度过更年期，并好好享受更年期后的生活！

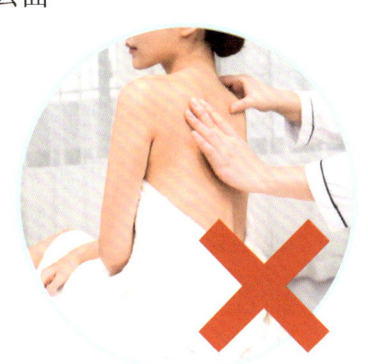

## 提前到来的更年期

来更年期门诊就诊的不仅仅只有四五十岁的女性,也有年轻的女性。我印象较深的是一名30岁的女性,私企白领,精明能干。结婚两年多,一直想要孩子,但是这几年没有避孕也没怀孕,由于工作忙也一直未予以重视。这一年来,她的月经开始变得不规律,前半年经常淋漓不尽,有时候流血会持续10~20天,可是后半年又一直闭经。她来就诊的时候很焦虑,因为本身工作压力很大,她常年失眠,又一直未孕,脾气也越来越暴躁。平时在单位,同事也常常背地里议论她是不是更年期了,在家老公也很疑惑,之前温柔贤惠的老婆好像变了一个人。她发现自己的症状和56岁的妈妈很是相似,突然意识到,自己是不是"早更"了?于是便来到我们更年期门诊就诊,被诊断为"卵巢功能早衰",也就是临床诊断为早发性卵巢功能不全（POI）。

从青春期少女第一次月经来潮开始，大多数女性会在 2~4 年内建立每月一次的规律性月经周期，这个每个月例行的"公事"大约要持续 30 年。中国女性的平均绝经年龄在 50 岁，但有些女性在 40 岁之前就开始闭经，往往还伴随着潮热、盗汗、失眠、疲劳、记忆力减退、关节酸痛、阴道干涩、性欲减退等种种更年期症状，时间久了可能出现性生活困难。也有部分女性没有任何症状，她们大多是因为不孕到医院检查，才发现自己是"卵巢功能早衰"的。临床上把 40 岁之前出现的卵巢功能衰竭称为卵巢功能早衰，医学上规范的术语又叫作早发性卵巢功能不全（POI）。

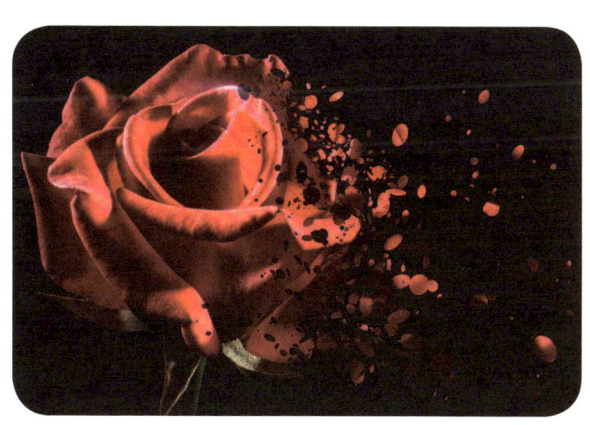

引起卵巢功能早衰的原因有很多，见下表：

| 染色体或基因异常 | 包括性染色体异常与常染色体异常 |
| --- | --- |
| 免疫异常 | 例如免疫性肾上腺疾病、免疫性甲状腺疾病、I型糖尿病等 |
| 感染因素 | 例如流行性腮腺炎、带状疱疹病毒、巨细胞病毒、结核、疟疾等 |
| 医源性因素 | 主要是放化疗对卵巢的损伤、卵巢手术损伤等 |
| 特发性早发性卵巢功能不全 | 超过半数的早发性卵巢功能不全找不到原因 |

卵巢功能的减退通常分为两个阶段，即卵巢储备功能下降与卵巢衰竭，卵巢功能早衰是卵巢储备功能下降、发生衰老的终末阶段。当双侧卵巢窦卵泡数小于6个或抗米勒管激素（AMH）小于1U/L时，提示卵巢储备功能下降，有可能导致生育力下降、月经紊乱及一些更年期症状的出现。卵巢功能早衰指卵巢储备已耗竭，40岁前出现闭经、更年期综合征或绝经期症状，以及低雌激素血症和高促性腺激素血症，诊断标准为：年龄<40岁，闭经时间≥4个月，两次（间隔1个月以上）血FSH>25mIU/mL。卵巢功能早衰患者丧失了生育能力，更年期的症状明显，

所有更年期女性可能出现的症状都可以在卵巢功能早衰患者身上看到。

卵巢的衰老是自然规律，正常的女性一生中可以排出400~500个卵子，卵子的数目是既定的，排出一个就少一个。人的生老病死不可逆，卵巢的衰老亦不可逆转，而且卵巢是女性最早衰老的器官。卵巢衰竭是因为卵巢功能衰退、卵泡缺如或耗竭引起的，卵泡提前耗竭的机制不明，因此尚无法进行病因治疗。对于完成了生育的女性，治疗的主要对策是激素补充治疗与对症治疗，以求恢复人工月经，防止生殖器官过早萎缩和其他退化性疾病，例如骨质疏松症和心血管疾病等。与此同时，卵巢功能早衰的患者还需要补给外源性激素，以维持女性正常的生理状态，以及预防远期危害。

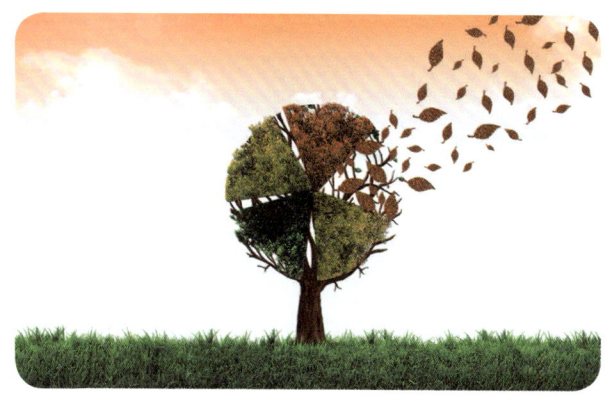

卵巢功能早衰的女性较正常年龄绝经的女性暴露在低雌激素下的时间要长 10~20 年之久甚至更长。雌激素缺乏对女性的影响是广泛而深远的，会影响生殖泌尿系统、骨骼系统、心血管系统、神经系统等。卵巢功能早衰的女性由于长时间缺乏雌激素，患骨质疏松症、心血管疾病、阿尔兹海默病的风险都比正常女性高。有研究表明，未经治疗的卵巢功能早衰患者预期寿命会缩短，其主要死因源于肥胖和心血管疾病等。因此，卵巢功能早衰的女性在排除禁忌的前提下，应该及早开始激素补充治疗，这样获益更多，风险更小。激素补充治疗不仅可以缓解更年期症状，还可以预防远期危害。

# PART 2

更年期对症看

绝经的本质是卵巢功能衰竭，雌激素波动性下降及缺乏导致女性绝经的相关症状，如月经紊乱、潮热出汗、疲劳乏力、睡眠障碍、情绪变化及全身肌肉关节痛等。长期缺乏雌激素还会增加代谢性疾病的风险，包括钙代谢及糖、脂代谢异常，导致骨质疏松症和心脑血管疾病等。约80%的女性经历过至少一种绝经相关症状的困扰。

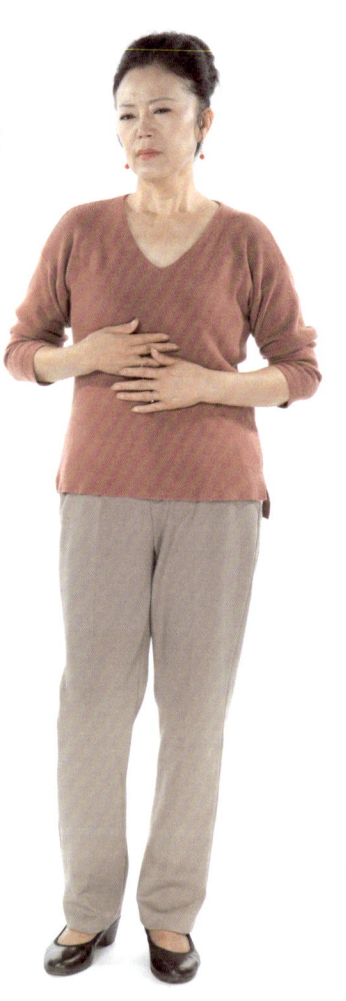

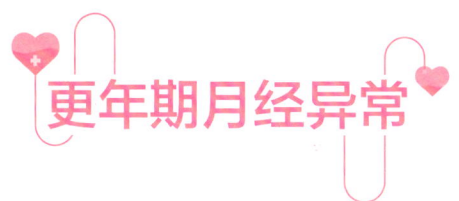

# 更年期月经异常

随着女性年龄的增长,卵巢的功能会随之衰退,月经也会出现相应的改变。女性在进入更年期后,月经的规律性、周期、行经天数、经量会发生改变,月经紊乱成为女性更年期最常见、最突出的早期症状,也是更年期门诊中最为常见的症状之一。

## 更年期月经会发生什么样的变化

大多数女性从 40 岁开始出现卵巢功能减退,月经周期开始缩短,进入绝经过渡期时月经周期会继续缩短或延长,但大多仍有规律。随着绝经期的到来,月经周期开始变得没有规律。这是因为卵巢功能减退而出现的卵泡发育不良所致的卵泡期延长,进而出现有排卵的月经周期延长或出现无排卵的月经。月经紊乱早期表现为月经周期的缩短，随之出现月经周期的不规律，然后是月经周期逐渐延长，表现为间歇性闭经。由正常20~30天变为2~3个月或更长时间行经一次。经量可正常或较前减少，间隔时间逐渐延长到4~5个月或半年才行经一次，直到闭经12个月到达绝经。

在更年期门诊中，最常见到下面几种月经异常。

**稀发月经：**月经周期间隔时间长，由正常20~30天变为2~3个月或更长的时间。经量可正常或较前减少，间隔时间逐渐延长到4~5个月或半年才行经一次，以后则完全停止。

**月经周期紊乱：**从正常的月经周期变为不规律的阴道出血，有时经期延长或变为持续性阴道出血，1~2个月不止。阴道出血量较多者，可发生贫血、面黄、全身乏力、心慌、气短等症状，严重者血红蛋白可明显降低。有的人反复出血，一般经1~2年，月经即完全停止。此时要做详细检查，首先要排除肿瘤引起的出血。对年龄在40岁以上的女性，应进行全面检查，排除肿瘤后，再按更年期月经紊乱进行治疗。

**突然绝经：**少数中年女性过去月经周期及经期一直正常，也有的周期正常，仅有几次月经量逐渐减少，但月经突然停止。

## 更年期出现月经异常有哪些原因

### 神经内分泌系统失调

主要是下丘脑-垂体-卵巢轴的不稳定或者功能缺陷，卵巢功能减退导致月经异常。

### 情绪异常

长期精神压抑、压力大、生闷气或遭受重大精神刺激和心理创伤，都可能导致月经失调或痛经、闭经。

### 不良的生活习惯

嗜好烟酒的女性更容易出现月经不调的症状。有数据表明，每天吸烟1包以上或饮高度白酒100mg以上的女性，月经异常者是不吸烟不喝酒女性的3倍。

### 饮食结构不合理

为了减肥而过度节食造成月经不调、月经量少和月经延迟的情况也很多。过度节食，机体能量摄入不足，造成体内大量脂肪和蛋白质被耗用，致使雌激素合成障碍而明显缺乏，影响月经来潮，甚至经量稀少或闭经。

### 恶性疾病

子宫内膜疾病、卵巢疾病可造成子宫内膜增生而导致月经异常，或是子宫颈直接因为疾病的侵袭而造成出血。

## 更年期月经异常是否需要治疗

不少女性认为进入更年期后月经紊乱是一个正常的生理现象,所以不甚关心,直到影响到正常的工作生活才意识到问题的严重性。随着更年期卵巢功能的衰退,卵巢不再排卵,卵巢分泌的雌激素、孕激素水平异常,最早缺乏的是孕激素。受雌激素长期的刺激但缺乏孕激素的保护,子宫内膜便会过度增长,如果不予以干预治疗,容易引起异常出血、月经量多,甚至会引起严重贫血,更有甚者会出现子宫内膜的恶变。所以,更年期出现月经异常,一定要重视,应该及时就医,排除器质性病变。月经异常女性应定期检测子宫内膜状态以发现早期病变。

# 更年期潮热出汗

很多中年女性会奇怪怎么突然之间就身上发热，出汗不止，持续很久都无法缓解，是不是自己得了什么疑难杂症，天天为此忧心忡忡。其实这不是什么疑难杂症，可能是进入更年期了，潮热出汗是更年期最常见的症状之一。

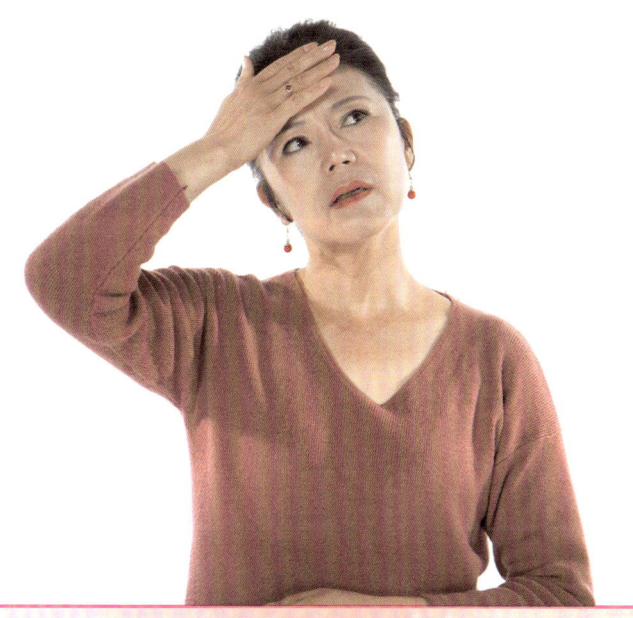

## 怎么样才算是潮热出汗

"中午或晚上老是浑身燥热,汗流不止。"

"突然之间脖子、胸前发热,然后很快会涌上脸,皮肤一下子就开始发红,随后出现全身冒汗,一天发生好几次甚至数十次,持续数秒钟。"

"热得难受,一直出汗,吃中药调理都没有用。"

在更年期门诊中,经常听到更年期女性对潮热出汗的描述。

医生,最近我有点不舒服。

您好,请描述一下您现在的情况,是哪里不舒服?

我也不知道为什么,最近一段时间身上一直发热、冒汗。去附近的诊所看了,吃了药也没什么效果。到现在快一个月了还是这样。

您再说具体一点,是什么样的发热出汗?

就是我的脸上、脖子上、胸部,一阵一阵地发红发热,紧接着就一直冒汗,少的时候一天几次,多的时候一天可能有十几次,特别是晚上睡觉的时候,一阵一阵的,被折腾得根本睡不着觉。

您现在多大年纪了,月经情况怎么样?

我50岁了,这半年月经就来了一次。

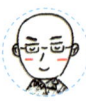

您这个情况可能是进入更年期了。这种潮热出汗是更年期较为常见的症状,是更年期体内雌激素水平波动性下降导致的。

原来是到了更年期。那我是不是不用治疗,只要忍忍,过了这段时期就好了?

虽然说更年期不是病,是一个正常的生理过程,但是还是要用药缓解更年期症状,提高生活质量,同时预防、延缓各种远期并发症的发生。要调整好心情,合理饮食,适当运动,定期体检,必要时进行激素补充治疗,这样才能平稳度过这个时期。

对更年期的生理变化有了一些了解后,就会发现更年期并没有想象中可怕。

更年期是女性生命中一个自然过渡的时期，很多女性会出现潮热出汗的症状，严重的甚至会影响到工作和生活，这也是更年期女性需要雌激素治疗的主要原因。只要保持良好的心态，定期体检，适当锻炼，合理补充雌激素，更年期潮热出汗的症状就能得到一定程度的改善，女性的生活质量也会得到大大提升。

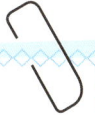

潮热出汗是更年期较突出的特征性症状，是由于更年期女性雌激素水平波动性下降引起的血管舒缩症状，主要表现为阵发性自觉发热、出汗、心慌等。发热一般起自前胸，涌向头部，然后迅速波及全身。在潮红区域会感觉到灼热，皮肤发红，紧接着爆发性出汗，持续数秒至数分钟不等。由于汗蒸发带走了热量，所以更年期女性会感到畏寒甚至寒战。这种感觉常忽来忽去，如潮水一般，故称为潮热。潮热出汗多在更年期开始时就出现，呈逐渐加重的趋势，绝经后逐渐缓解，持续一段时间后会自行消失。

## 更年期失眠多梦

失眠多梦也是更年期常见的症状之一，通常伴随着其他更年期症状一同出现。失眠严重时会影响到更年期女性的生活、工作和情绪，是更年期不容忽视的症状之一。

一位 50 岁的女教师的自述：

我最近两个月常常出现潮热出汗、烦躁易怒、失眠多梦等症状。经常感到胸部、颈部一阵阵发热。晚上入睡困难，有时整夜整夜地睡不着觉，即使睡着了，感觉睡眠质量也不好。一闭眼就做梦，醒来之后疲劳感仍未消失，严重影响到生活和工作状态。我脾气本来很温和的,现在总是会莫名其妙地发脾气,家庭气氛被我搞得很紧张。

在更年期门诊,经常可以听到患者类似的叙述。

## 为什么更年期女性容易失眠

**雌激素水平降低:**女性进入更年期后雌激素水平下降,很容易受日夜节律变化的影响,出现失眠和睡眠中断。

**血管舒缩:**雌激素水平波动性下降引起血管舒缩,容易出现潮热盗汗。潮热盗汗严重时可引起入睡困难及早醒。

**情绪状态:**抑郁、焦虑等情绪也会导致失眠、早醒等睡眠障碍。严重的失眠常常导致患者在就寝时过分担心、紧张,更加难以入睡,因而常常陷入一种恶性循环。有时焦虑、抑郁并存,称为焦虑抑郁状态。

**骨质疏松症状：** 更年期女性由于骨量丢失加快，可出现骨量减少、骨质疏松的情况，夜晚常常会因为四肢关节、肌肉、颈椎、腰椎疼痛而影响睡眠。

**心理因素：** 更年期女性通常上有老下有小，不良的生活状况也会相应增多，如父母患病住院、子女就业和婚姻出现困难等。这些问题会加重更年期女性的精神、心理负担，影响到睡眠。

**遗传：** 一些严重的睡眠障碍可能由家族遗传因素引起。

更年期失眠多梦常常伴随着周身不适。夜晚因潮热盗汗等原因导致睡眠困难，影响到睡眠质量，不仅会引起长期的睡眠困难，而且还会引发其他问题。如夜晚睡眠欠佳导致白天精神状态差,致使情绪受到影响,变得暴躁易怒或者抑郁焦虑。反过来,情绪不好又会影响到入睡,加重失眠,形成恶性循环。因此,失眠多梦是更年期一个需要重视的问题,解决好睡眠这个问题,对帮助女性平稳度过更年期具有重要意义。

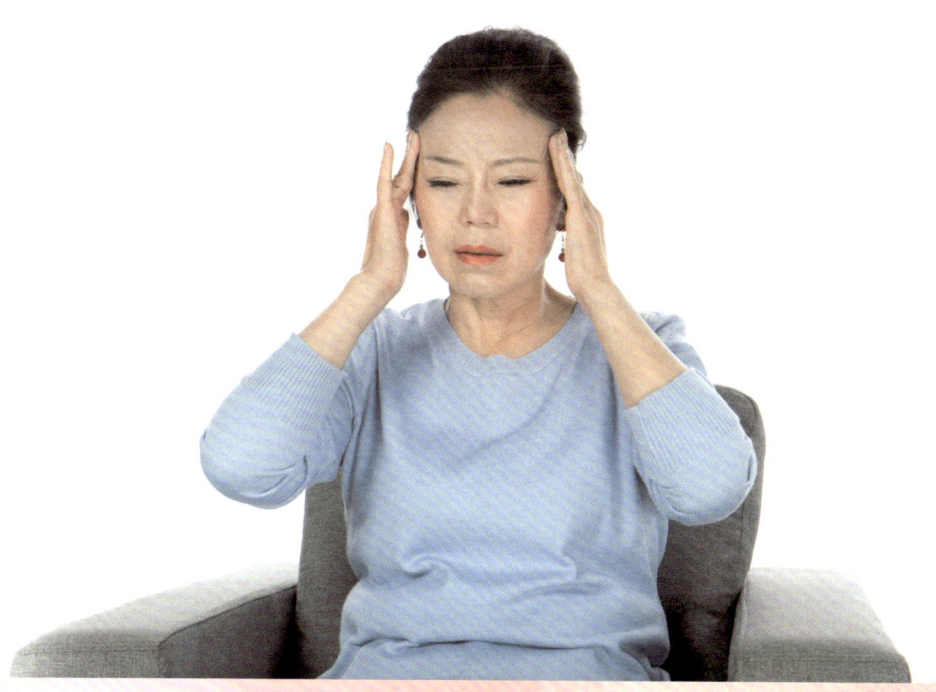

# 更年期头晕、头痛、心慌、胸闷

很多女性朋友在更年期会出现头晕、头痛、心慌、胸闷等不适,这也是更年期的常见表现,主要是由于自主神经失调引起的,其他症状还包括耳鸣、眩晕等。

医生,我今年50岁了。以前身体状况都挺好的,但这几个月没来月经,一直头晕、头痛、胸口闷,喘不上气来,心里发慌,不知道是不是得了心脏病?

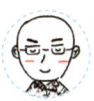

  根据您描述的症状,很有可能是进入了更年期。进入更年期的女性会突然出现许多以前从来没有过的症状,您所说的头晕、头痛、心慌、胸闷就是其中常见的症状,加上您几个月没来月经了,很有可能就是进入了更年期。不过要先做一些检查,排除器质性的疾病,才能确诊。

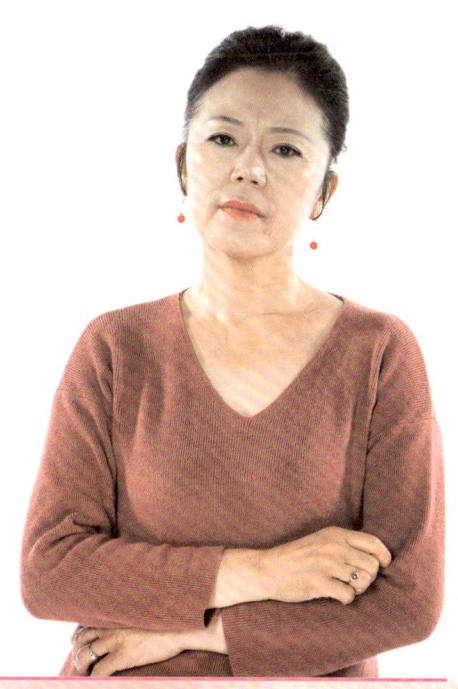

## 为什么进入更年期会出现这些症状

**雌激素水平下降：** 这些症状与更年期女性体内雌激素水平下降有关。雌激素下降会引发全身自主神经功能紊乱、失衡，导致各种绝经相关症状，常表现为心慌、胸闷、头晕、失眠等。

**活动量过大：** 剧烈的运动、高强度的体力劳动等，造成暂时性心血管供血不足、心脏负荷大，也会引起心慌、头晕。更年期女性因活动量大而引发这些症状的可能性更高。

**情绪波动：** 情绪过于激动，或长期处在较大压力下，精神抑郁、紧张，也是加重症状的重要因素。

**体质差：** 体质虚弱、心脏功能不强的更年期女性出现这些症状概率更高。

**疾病：** 患有心脏病或其他影响心血管的疾病，也容易引发这些症状。

**不良生活习惯：** 如生活不规律、熬夜、过度疲劳、烟酒过度等引起自主神经紊乱，导致这些症状发生。

更年期出现头晕头痛、心悸胸闷多是因为体内雌激素水平波动性降低，自主神经系统平衡失调，出现表现不一、轻重不等的症状。出现更年期头晕、头痛、心慌、胸闷等不适，要去医院进行相关检查，排除器质性方面的原因，不可自行随意买药服用。

## 如何预防治疗更年期头晕、头痛、心慌、胸闷

☑ 保持良好心情。

☑ 做到起居有规律。

☑ 合理饮食、戒烟戒酒。

☑ 适当参加户外活动或锻炼。

☑ 合理的药物治疗。

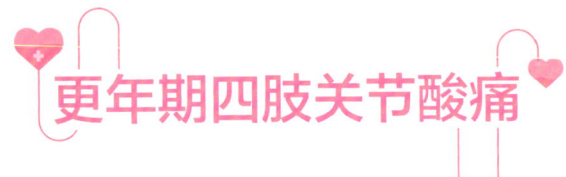

# 更年期四肢关节酸痛

更年期也是关节症状好发的时期，有研究报道，有50%的更年期女性存在关节、肌肉方面的症状，主要表现为肩、膝、腰骶关节和手指等部位疼痛。

医生，我今年52岁。我从半年前开始睡眠就不怎么好，而且手指关节和膝盖又酸又痛，痛起来难以忍受，尤其是在早上的时候。有时候坐久了，站起来会比平常更痛。

根据你描述的情况，有可能与进入更年期有关。女性在进入更年期后雌激素变少了，可能会导致骨量减少、骨质疏松，引起四肢关节酸痛，严重的还会影响生活和活动。可以做一些检查确认一下，比如激素水平测定和骨密度的检查，可以看体内雌激素水平有没有下降、骨量有没有减少。

引起更年期关节、肌肉酸痛的常见原因便是骨量减少、骨质疏松、肌肉减少症。患骨质疏松后，骨骼的承受力差了，当活动时，肌肉、韧带的牵拉会造成疏松骨质的进一步破坏而引发疼痛。雌激素对骨骼代谢有保护作用，女性绝经后雌激素水平明显降低，对骨骼的保护作用也随之降低，加速了骨质的流失，此时便会出现腰、腿、关节痛。

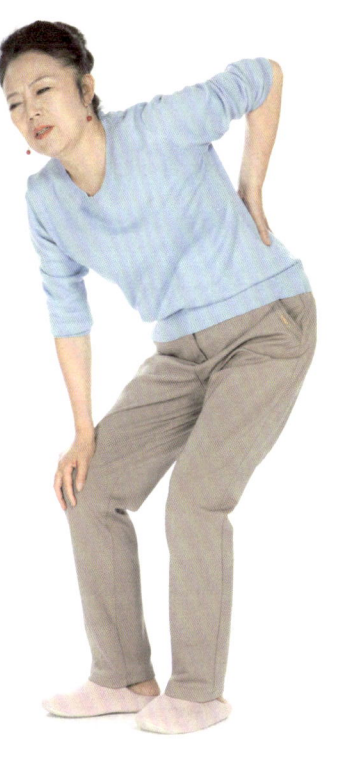

引起更年期女性四肢关节酸痛的另一个常见原因便是骨关节炎，主要症状是关节酸痛及休息痛，多发生在晨起或久坐之后，活动后疼痛减轻，但活动过多时，因关节摩擦会再次出现关节痛。关节酸痛症状常常使得更年期女性疼痛难忍，行动不便，严重时还会使劳动和生活能力下降、关节畸形等，影响和威

胁更年期女性的生活质量和身心健康。

绝经后的肌肉减少症也能引起关节、肌肉酸痛，主要表现为肩、颈、腰背部肌肉和肌腱疼痛，也可以表现为肌肉痉挛。有研究报道，63%的绝经后女性曾出现不同部位的肌肉痉挛，多发生在小腿、足底、腹部、肋缘部等。绝经后随着卵巢分泌的雌激素水平下降，全身肌肉和脂肪成分发生改变，约15%的骨骼肌肉量随年龄丢失并导致肌肉的力量下降，很多人会出现肌少症。肌肉减少的原因，还与不运动、蛋白质摄入不足或消耗过多有关。

注意适当休息和活动关节，减少站立、行走的时间和距离，经常按摩、热敷关节处，有助于减轻关节酸痛症状；饮食均衡（一定的蛋白质摄入量），合理的激素治疗，也能防止或延缓骨质疏松及肌肉萎缩的发生。

皮肤感觉异常（麻木及蚁走感）也是更年期的常见症状。总觉得皮肤感觉怪怪的，发麻发痒，有针刺、蚂蚁在爬的感觉，甚至口腔有灼烧感、异物感。以为自己得了什么奇怪的疑难杂症，因此到处寻医。

一位52岁，绝经2年的高中老师李女士是这样描述自己的：

这一年来我睡眠不好，经常失眠。这一个月来身上开始有奇怪的感觉，就跟蚂蚁在身上爬一样。一开始我没在意，以为是过敏，但是这一个月一直有这样的感觉，而且越来越明显。去了许多医院，看了皮肤科、神经内科，都没有查到有什么问题。我就很纳闷：为什么会这样？

相信有过这种症状的中年女性也会有类似的疑惑。明明身上有针刺感或者蚂蚁在爬的感觉，去医院检查却没有查出什么问题，如果不能用生理情况或者器质性疾病解释，就应该考虑这些症状是否与更年期相关。

皮肤感觉异常（麻木及蚁走感等）也是更年期的常见症状之一，但很多人不了解，因此容易被忽视，并且容易病急乱投医。更年期皮肤感觉异常，不是什么疑难杂症，只要调整好心情，规律作息，合理饮食、锻炼，适当补充激素治疗，是可以安全度过的。

## 更年期抑郁症

中年女性是情绪障碍的高发人群，其发生率远高于男性，超过50%的抑郁症患者为40岁以上的女性。46%的更年期女性存在不同程度的抑郁症状，其中，有30%为中重度抑郁。同时，更年期女性常伴有显著的焦虑症状，如神经质、紧张、烦躁不安等，表现为"激动性抑郁"，易怒也困扰着更年期女性。女性更年期症状与情绪障碍症状多有交叉，常常难以分辨。

## 促发更年期抑郁症的因素

女性进入更年期后,卵巢开始萎缩,绝经后雌激素分泌较少,会出现烦躁、激动、潮热等更年期综合征的症状,有时会当众发作,令患者焦虑不安,心情不悦,若不能及时调整心态,就容易患上抑郁症。

绝经后女性体内雌激素水平降低,致使性欲减退,甚至无性需求,给夫妻关系带来了消极影响。若丈夫不理解妻子,双方的关系就会出现裂痕,增加女性的心理负担,久之就可能会导致抑郁症的发生。

更年期女性多临近退休或受到失业的困扰,心里存在多种顾虑。有的觉得退休后无事可干,由此产生孤独感,进而产生抑郁;有的失业后经济收入难以保障,社会地位有所改变,在危机感中逐渐产生抑郁。

有些女性进入更年期后,不主动参加社会活动,整天闭门自思、闷闷不乐,久而久之便产生了精神抑郁。

## 抑郁症的主要表现

**言语少：** 抑郁症患者常常不愿意和人交流，往往逃避社交，独来独往，少言寡语。很多时候把自己一个人关在房间里，一整天甚至好几天都不出来。

**情绪低落：** 偶尔的情绪低落属于正常现象，但持续性心情低落、悲观绝望等情绪的出现，就要提高警惕了。长期情绪悲观，会加重消极的自我暗示，让患者度日如年，产生无用感，觉得身边的一切都没有意义。这种无用感对人的心理会造成重大的打击，甚至会让人崩溃。

**行动迟缓：** 抑郁症患者典型的症状之一就是行动缓慢，动作明显减少，甚至卧床不动，连说话也是迟钝的，语塞甚至不语。

**躯体症状：**主要表现为食欲减退、体重下降、易疲劳、睡眠障碍等。睡眠障碍主要表现为晚上入睡困难、睡眠浅，早晨又醒得早，这也是抑郁症发作的典型特征。

## 如何判断自己有没有抑郁症

- 对日常生活丧失兴趣，无愉快感
- 精力明显减退，无法解释的持续疲劳感
- 行动缓慢，思维迟滞
- 自我评价过低，常常有自责感或者内疚感
- 反复出现想死或者自杀的念头
- 常常失眠、入睡困难、早醒或睡眠过多
- 食欲降低，体重明显下降
- 联想困难，自觉思考能力下降
- 性欲明显降低

如果具有以上症状中的 4 项且持续有 2 周以上,即可考虑更年期抑郁症。需要特别注意的是,情绪低落、精力疲乏和持续性疲劳感是判断有无抑郁的核心症状。

## 哪些情况需要警惕更年期抑郁症

首先,经常感觉到全身各种不适,但是又说不清具体是哪一部位,或者不适的部位一直在改变,或者同时出现多个部位不适。反复进行检查,没有发现器质性病,使用过各种药物治疗,也没什么明显的效果。

其次,身上患有各种慢性疾病,如心脏病、糖尿病、恶性肿瘤等,或者工作压力较大,又遭遇不良事件,如亲人去世、下岗、离异等,容易加重悲观情绪。

有上述情况的更年期女性,产生抑郁的可能性会比其他女性高,需要提高警惕。

## 如何远离抑郁症

多运动，转移不良的情绪

合理饮食，远离辛辣刺激食物

家人、同伴的理解和支持

保持好心情，放宽心态

合理的药物治疗

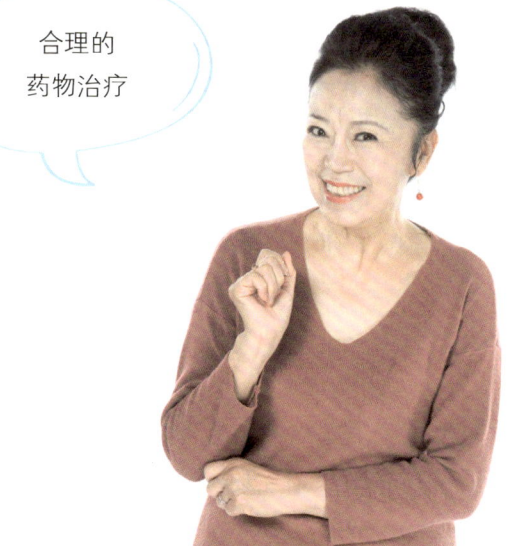

## 更年期情绪问题及记忆力减退

提到更年期，便让人联想到脾气差、情绪不好、容易生气等一系列形容词汇。确实，更年期女性经常会出现心烦意乱、易激动、情绪多变的情况。比如长吁短叹抱怨人生，痛哭流涕心灰意冷，经常因为一些不起眼的小事大发雷霆，情绪就像过山车一样起起伏伏，让家人和孩子苦恼不堪，甚至退避三舍。更年期不稳定的情绪不仅会影响家庭和睦，还有可能扰乱和谐的邻里关系和工作环境，也给女性身心健康蒙上一层阴影。

医生，我今年51岁，最近几个月经常睡不着觉，身上老是一阵一阵地发红发热。我的脾气也变得很差，经常跟丈夫、女儿吵架，碰到一点不满意的地方就会跟他们发火。我也知道自己有点过激了，但就是控制不住这脾气。我以前不是这样的，以前的我脾气还是比较好的。我女儿跟我讲我可能是进入更年期了,所以我就挂了个更年期的门诊过来看看。

确实对于中年女性来说,情绪不好、脾气变差是较容易发现的更年期症状之一,甚至很多时候"更年期"这个词就是用来形容一个人情绪差、脾气不好的代名词。那么,究竟是什么原因导致更年期女性情绪不稳定呢?

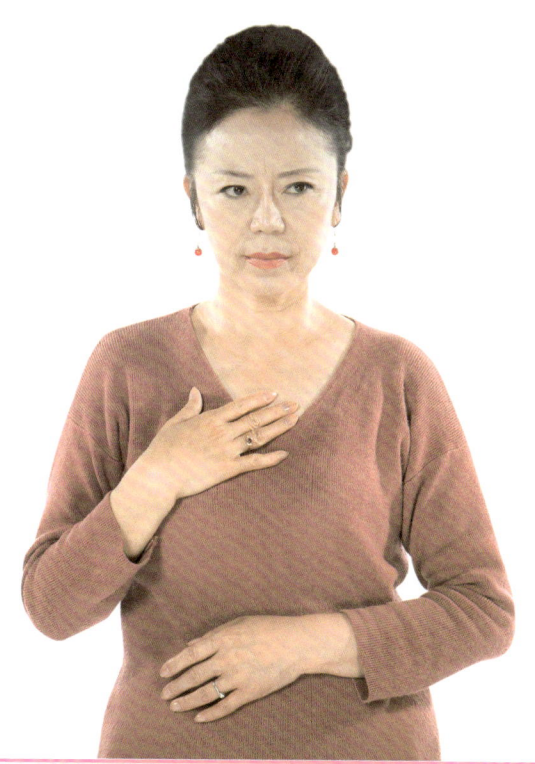

女性到了更年期，脑垂体与卵巢之间内分泌平衡失调，神经系统出现不稳定现象，导致出现易怒、心烦等情绪不稳定的症状。另外，更年期的其他身体症状，如失眠、潮热、盗汗、月经不规律等，使得女性睡眠质量降低，精力难以得到恢复，也会变得易怒。许多更年期女性在精力不如从前的情况下，还得面对工作上的压力和家庭的负担等，往往会促成悲观情绪的产生，形成恶性循环。

一个女士在女儿的陪同下来到更年期门诊初诊,进了诊室,却找不到就诊卡了。最后发现就诊卡就在她裤子的口袋里。

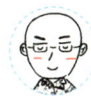

您好,请坐。请出示您的就诊卡。

完了,可能忘在外面没拿进来!

妈,你刚才明明拿了,我还提醒你拿在手里的。

医生,我这记性啊,真的太差了,刚做过的事,一下子就不记得了!

这位女士在迈进 48 岁之后的这一年,记忆力严重衰退。刚开始是在家中不停地找手机、钥匙,出门明明锁了门,走出楼房又要返回核实;到后来,要出门买东西,一下楼就不记得了,同事转达要回复的电话,必须立马记在纸上，否则很可能一转身就忘了。丈夫说她老年痴呆了，同事也说她不如以前记性好了，如此一来，她觉得自己一下子老了许多，心理压力更大了。

女性更年期的一些症状，主要是由于卵巢功能逐渐衰退，雌激素分泌紊乱，导致生理和心理都发生了一系列的改变，记忆力减退也是症状之一。每个女性突显的更年期症状会有不同，有的人记忆力减退，潮热、盗汗却不是很明显。记忆力衰减最初比较隐蔽，不能及时引起人们的重视，症状轻微时很多人也觉得无关紧要，来医院就诊的往往都是严重影响生活和工作的了。因此，如何识别更年期记忆力减退的早期症状尤为重要。

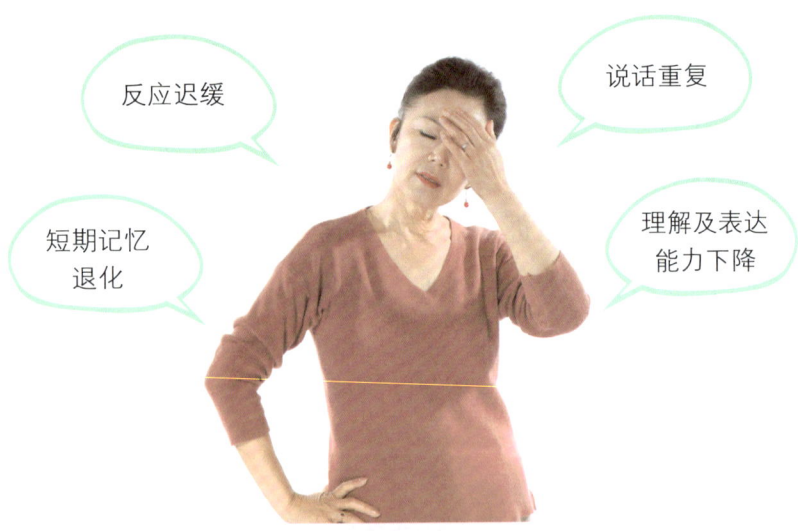

**忘记熟人的名字和电话：** 见面后明明认识却叫不出对方的名字，家人的电话以前都是熟记于心的，现在却想不起来。

**词不达意，表达障碍：** 找不到合适的词语来表达自己的意思，严重者甚至说不出常用物品的名称。说话唠唠叨叨，本来想表达一种思想，说出来却是另外一种意思，对一件事总是反复不停地说。

**丢三落四，定向力障碍：** 做事随做随忘，比如：做菜时忘记放盐，找不到钥匙和手机，锁了门出去后，半路上又觉得门没锁，本来要去接孙子顺带买东西，常常是孙子接回来了但东西忘了买。

**计算力差：** 简单的账也算不来，买东西记不住价格。

**情感波动：** 情绪波动迅速，有时会毫无原因地突然哭泣或突然变得极为愤怒，极为敏感多疑或非常恐惧或越来越暴躁、固执。

对于中期和晚期的患者，上述症状就会更加重。中期"老年痴呆"患者，远期记忆和近期记忆都明显受损，如忘记用了多年的电话号码，记不住自己哪年结婚。有些女性表现出明显的性格和行为改变，如以前脾气温和，为人宽厚，现在变得脾气暴躁，心胸狭小；以前脾气很差，现在却特别听话。多数患者表现为对周围的事情不感兴趣，缺乏热情，不能完成已经习惯了的工作。有些患者表现为不安，如无目的地在室内走来走去，或半夜起床到处乱摸，开门关门搬东西等。有些患者走得稍远一点，就有可能迷路，有的甚至在很熟悉的环境中迷路。到晚期，患者不认识周围环境，不知年月和季节，算十以内的加减法都有困难，日常生活需要照顾，最多只能记起自己和配偶等一两个

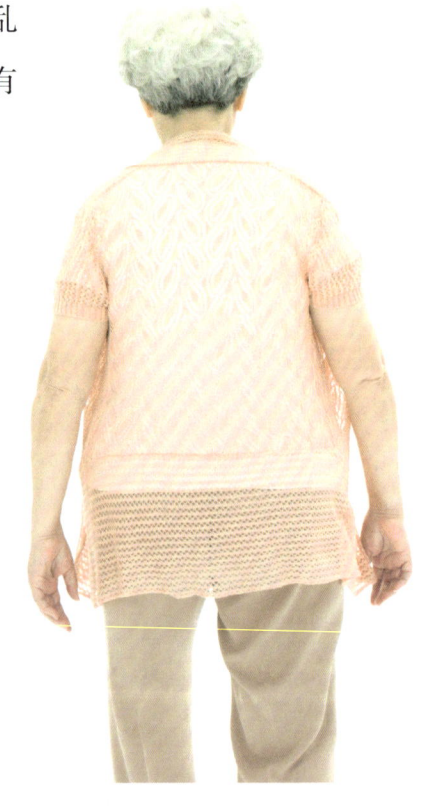

人的名字。

　　如果有一天时间悄然偷走你的记忆，你爱的人和爱你的人都无法再分辨，那么我想生活中的喜悦一定会丧失殆尽。如果你自己或身边的人出现了类似上述症状，请一定要及早带她来寻求专业帮助。这样，才能以后坐着摇椅慢慢品味往日欢愉。

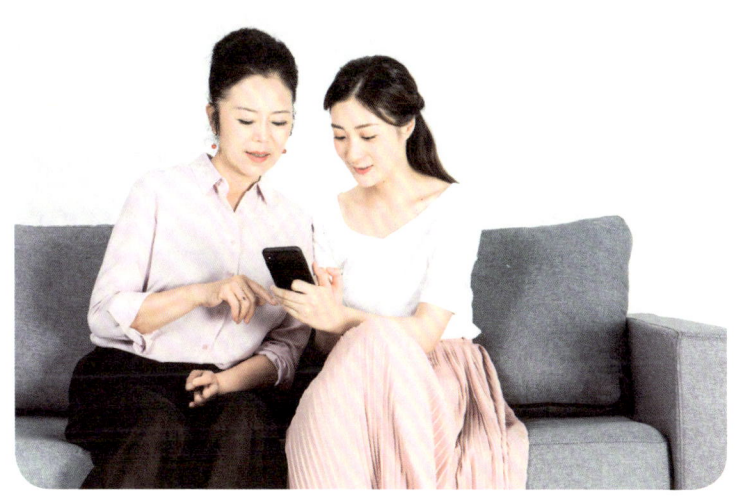

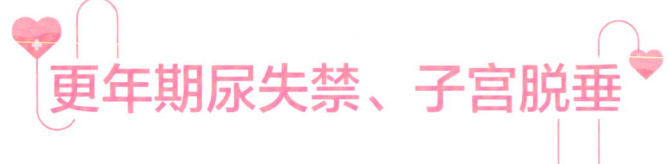

## 更年期尿失禁、子宫脱垂

◎我今年51岁,绝经1年,最近2年自觉阴道有东西脱出来,检查说是子宫脱垂了,这正常吗?

◎我现在走路、大声说话都会有尿漏出,很困扰我,该吃什么药啊?

◎我妈49岁,咳嗽时漏尿。现在她都不敢大笑了,怕漏尿。这种情况已有2年多了,月经已停1年。我很替她着急,该怎么办?

以上是患者在网上咨询的几个问题,她们的共同之处就是进入更年期之后出现了子宫脱垂、尿失禁等盆底功能障碍的症状。

盆腔脏器脱垂主要是由于分娩引起严重的产伤导致,绝经后随年限的增加,发病率随之提高,有20%的绝经后中老年女性存在不同程度的子宫脱垂现象。子宫之所以能一直保持在正常的位置上,主要有赖于骨盆底部肌肉、筋膜的支撑，以及附着在子宫上的韧带的悬吊。中老年女性大都经历过怀孕、分娩，有些还是多次怀孕、分娩，而怀孕和分娩会导致支撑子宫的各种韧带和肌肉组织过度伸展或撕裂损伤，使得子宫失去韧带、肌肉的悬吊和支撑而逐渐下垂。特别是绝经之后，随着体内雌激素水平的不断下降，骨盆底部肌肉、子宫韧带会逐步退化、萎缩，这就更容易引发或加重子宫脱垂了。子宫脱垂Ⅰ度患者多自觉无症状，Ⅱ度、Ⅲ度患者主要有如下表现。

**下坠感及腰背酸痛：** 由于下垂子宫对韧带的牵拉和盆腔充血所致。常在久站、走路、蹲位、重体力劳动后加重，卧床休息后减轻。

**肿物自阴道脱出：** 常在走路、蹲、排便等腹压增加的情况时，阴道口有一肿物脱出。开始时肿物在平卧休息时可变小或消失，严重者休息后亦不能回缩，需用手还纳至阴道内。若脱出的子宫及阴道黏膜水肿，用手还纳也存在困难。子宫长期脱出在阴道口外，患者行动极为不便，长期摩擦可出现宫颈溃疡甚至出血。

> **排便异常：** 伴膀胱、尿道膨出的患者易出现排尿困难、尿潴留或压力性尿失禁等症状。如继发泌尿道感染可出现尿频、尿急、尿痛等，如合并有直肠膨出可出现便秘、排便困难等症状。

很多子宫脱垂的女性常伴随着一个尴尬的问题，那就是尿失禁。临床上尿失禁主要包括两类：压力性尿失禁和急迫性尿失禁。压力性尿失禁表现为咳嗽、行走、一般体力劳动时，或大笑、打喷嚏、跑步、搬重物时，或从坐姿、卧姿站起来时，就会有尿液不自主漏出的状况。急迫性尿失禁表现为当有强烈的尿意，还未到达厕所前即有尿液不自主地流出，或当听到流水声时，或即使只喝少量的液体，也会导致尿液的不自主漏出。

正常人是能够控制排尿的，如有尿液不自主地排出，即为尿失禁。尿失禁在老年女性中非常普遍，通常和老年化过程有关。尿道黏膜、尿道周围结缔组织、周围血管和平滑肌组织是维持尿道压力的重要力量。由于雌激素的缺乏而引起这些部位的萎缩变化，则容易出现压力性尿失禁。

压力性尿失禁的典型症状是咳嗽、大笑时尿液不自主地流出，是漏尿最常见的情况。在咳嗽时腹部的肌肉用力，导致膀胱内的压力骤然增加，人体通过条件反射，自然而然地收缩尿道的肌肉，阻挡喷涌而出的尿液。女性随着年龄增加，承托膀胱和尿道的肌肉逐渐失去了力量，导致膀胱和尿道离开了它们应在的位置，致使对尿液的控制大打折扣。这时尿道的肌肉无法阻挡尿液，就发生了压力性尿失禁。

急迫性尿失禁的患者会突然出现强烈的上厕所的冲动，可是在到达厕所之前就尿了出来。这样的患者通常伴有尿频，经常起夜，每次却只能排出不多的尿液。很多中老年女性常常合并两种尿失禁，严重影响了生活。

尿失禁给患者生活造成极大的不便。经常漏尿会使内裤有一种洗不去的难闻气味，更严重的有可能导致泌尿生殖系统感染。除此以外，由于外出不便，影响了社交和工作，对身体和心理都会有较大的伤害，夫妻关系也可能受到影响。据统计，大约每五个女性中就有一个患有不同程度的压力性尿失禁，而且随年龄的增加患病率也随之升高，在60岁以上人群中可达50%~70%，但大多数患者因羞于启齿，或将其视为自然现象而没有寻求医疗帮助。

更年期是每个女性所必须面临的生理阶段，就像很多男性随着年龄的增加会出现前列腺增生进而夜尿增多一样，进入更年期的女性同样也会有这样的困扰。如果上述情况已经影响生活，要及时去医院就诊，医生会根据患者的情况给予合适的治疗。

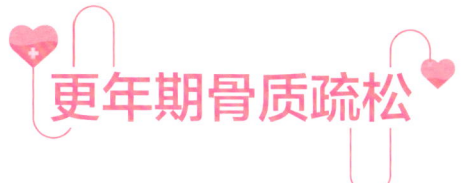

## 更年期骨质疏松

我们先来做个问卷调查。

- 实际年龄超过 40 岁？
- 是否在 45 岁或之前就停经了？
- 除了怀孕、绝经或子宫切除外，是否曾停经超过 12 个月？
- 是否在 50 岁前切除卵巢又没有补充雌激素和孕激素？
- 每天运动时间是否少于 30 分钟（包括做家务、走路和跑步等）？是否不能服用乳制品，又没有服用钙片？
- 每天从事户外活动时间少于 10 分钟，又没有服用维生素 D？
- 目前习惯吸烟或曾经吸烟？
- 父母曾被诊断有骨质疏松或曾在轻摔后骨折？
- 父母中是否有一人驼背？

- 成年后是否因为轻摔发生骨折？
- 是否经常摔倒（去年超过一次）？或因为身体较虚弱而担心摔倒？
- 40岁后的身高减少是否超过3cm以上？
- 是否体重过轻（体质量指数值少于19kg/m$^2$)？
- 是否曾经服用过类固醇激素（如可的松、泼尼松）连续超过3个月？
- 是否患有类风湿关节炎？
- 是否被诊断出由甲状腺功能亢进、甲状旁腺功能亢进、1型糖尿病、克罗恩病和乳糜泻等胃肠疾病和营养不良？

上述问题，只要有一项回答"是"，即为阳性，提示存在骨质疏松症的风险，并建议进行骨密度检查。

你是否惊讶于上述测试结果？是否诧异于原来自己已经处于骨质疏松的边缘？

骨质疏松，字面意思就是骨头松了，不结实了。人体的器官时刻都在进行着新陈代谢，骨骼也是如此，在医学上这叫作骨代谢。一般情况下，体内负责造骨头的成骨细胞和负责破坏骨头的破骨细胞处于平衡状态，如果这个平衡被破坏，即骨吸收大于骨形成，那么骨头就会被侵蚀，造成骨密度下降。就像木头上出现了很多空洞,这样的木头当然没有实心的木头结实、负重能力差,这样人在承重或受力的时候就会感到骨头痛,严重时就会骨折。

许多骨折的老人,有的只是磕着、碰着骨折了,一检查,发现是骨质疏松了;有的是骨头疼得受不了去检查,发现骨质疏松了;有的是早几年就已经查出骨质疏松了,但感觉没什么影响,没引起重视,后来就骨折了。平时不注意骨质疏松问题,一旦身体出现了状况,发生了骨折,治疗起来就费时费力,还达不到好的效果!

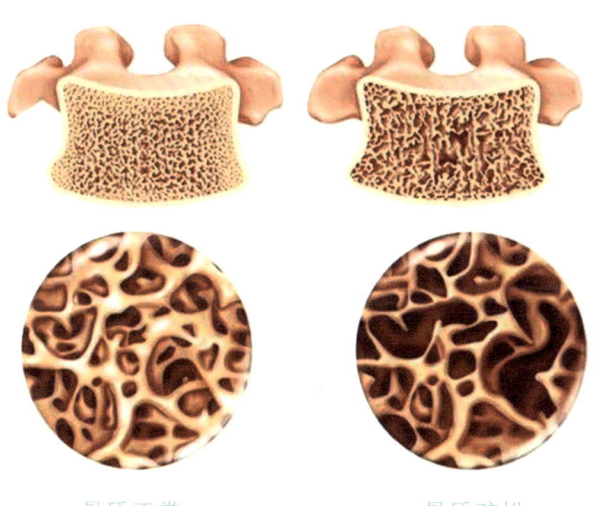

骨质正常　　　　　　骨质疏松

来门诊看病的患者常常会用一些词描述自己的感受："腰疼得受不了，直不起来"；"躺下、起床困难"；"脚痛、脚软"；"全身关节酸痛"；"膝盖不灵活"。可见，骨质疏松给人带来的痛苦一点都不少！

骨质疏松在早期可能无特殊症状和表现，往往不会引起人们的关注与重视，如不检查骨量，就不易发现骨质疏松，而最终的结果就是骨折。一旦发生骨折，预后很差。骨质疏松常见症状如下。

**疼痛：** 表现为下肢负重关节疼痛，以膝关节最常见，还可以表现为腰背部和全身性骨疼痛。约有60%的骨质疏松患者存在不同程度的骨痛，这种疼痛一般由轻度到重度，间歇性加重，加重的疼痛可持续几天甚至几周，在活动时，如走路、站立、咳嗽等，可使疼痛加重。

**身高变矮，驼背畸形：** 女性在65岁时可比自身最大的身高缩短4cm以上，75岁时可缩短9cm以上。驼背的特点是成弧形，从侧面看，像背后凸起的大"C"形，这多与脊柱压缩性骨折有关，这种驼背可进行性加重。

**骨折**：骨折在骨质疏松患者中的发生率为20%。随着年龄的增加，除骨量减少外，平衡协调功能减退，听觉、视觉功能减退，对外界的反应能力降低，肌肉骨骼系统对躯体的保护功能下降，使受伤概率明显升高。骨质疏松性骨折预后差，约有1/4的患者丧失自理能力。老年人股骨颈骨折后有相对较高的死亡率，文献记载其死亡率达到了50%，五年后的存活率只有20%，一年内的死亡率大于20%，残疾率为50%。因为股骨颈骨折后患者就基本丧失行动能力，要长期卧床，同时老人可能会有较多的基础疾病，比如高血压、糖尿病、冠心病等，当患者卧床时，这些慢性病就会出现明显的变化。长期卧床的患者，还会出现一些卧床的并发症，比如褥疮、肺部感染、血栓形成、泌尿道感染，这些并发症甚至比骨折本身更致命。骨折的常见部位为胸腰部，其次是持重用力的部位，如下肢和骨盆。

人的一生中，骨量在不断变化，30岁左右达到峰值，与年龄相关的生理性骨丢失开始于35岁，平均每年的骨丢失量为全身骨量的0.3%~0.5%。女性绝经后，由于卵巢

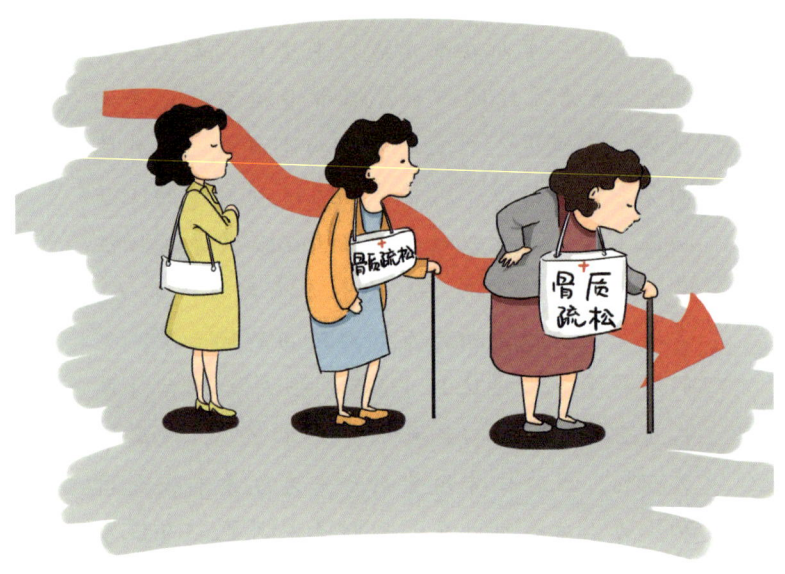

功能衰退,雌激素水平下降,骨量丢失加速,松质骨更明显。在绝经 5 年内,每年骨丢失量为全身骨量的 4%~8%,皮质骨每年丢失 2%~3%,这个时期称为快失骨期。5~10 年后骨量丢失速度减慢,恢复到绝经前的速度。女性一生中皮质骨丢失 35%~40%,松质骨丢失 55%~60%。男性的峰值骨量明显高于女性,快失骨期不明显,其一生的骨丢失量仅为女性的 2/3,因此女性骨质疏松症的发生率明显高于男性。此外,中老年女性户外活动减少,日照时间减少,体内维生素 D 生成减少,肠道钙吸收下降,尿钙的排泄增加，这些不利因素是女性绝经后骨质疏松及骨折的发生明显较绝经前增加的原因。

绝经后雌激素水平下降是如何引起骨质疏松的呢？雌激素是通过多种途径发挥作用的。雌激素具有促进降钙素的分泌、抑制破骨细胞的作用，并对抗甲状旁腺素的骨吸收作用。当雌激素缺乏时，破骨细胞相对活跃，骨的吸收大于骨的形成，加之甲状旁腺素和维生素D生成下降，对钙的吸收下降，钙的排出增加，使体内的钙呈负平衡，骨量丢失加快。雌激素还影响骨代谢的一些细胞因子。在骨细胞上发现有雌激素和雄激素受体的表达，这表明雌激素也可能直接作用于骨的代谢。因此，雌激素的补充治疗对绝经后骨质疏松的预防及治疗是有效的。

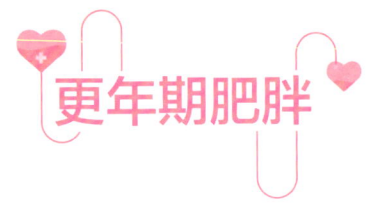

## 更年期肥胖

保持理想的体重和苗条的身材是多数女性的愿望,为此很多女性节食减肥,但是随着年龄的增长,无论怎么努力,很多人的体重还是在逐渐增加。

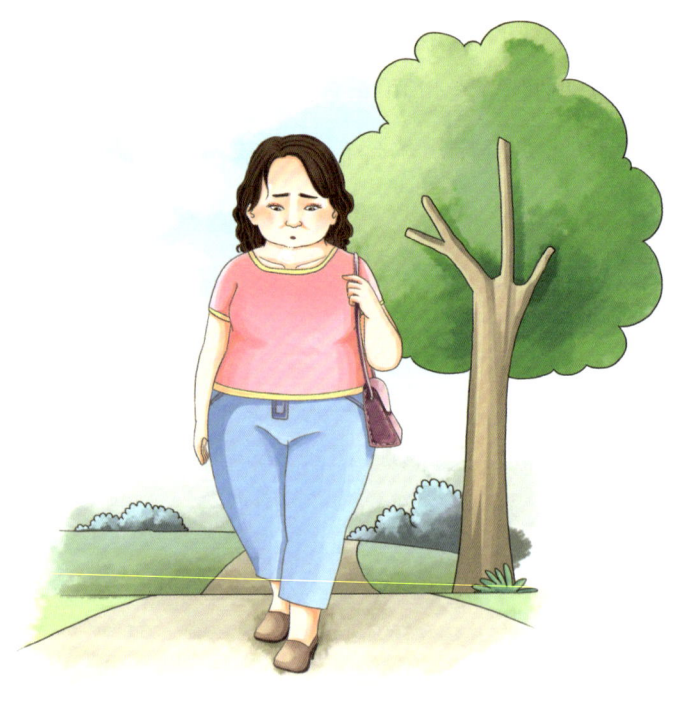

## 什么是肥胖

肥胖是机体脂肪细胞数量增加或体积肥大使体内脂肪堆积过多或分布异常，体重超过标准体重20%以上的病理状态，这是一种慢性病。

我们常用BMI（体重指数）$\geq 25 \text{ kg/m}^2$来诊断。

当腰围超标，体内过剩的脂肪就大量堆积在腹壁，浸入体内的脏器，如胃、肾脏、心脏、胰腺、肠管等。女性脂肪主要分布在腰以下，肚子不大，臀部和大腿粗，脂肪在外周，如下腹部、臀、大腿，所以也叫外周型肥胖（又称梨形）。还有一种腹型肥胖又称中心型肥胖，是指脂肪在腹部的大量堆积，表现为腰围的增加，当女性的腰围大于80cm，即为腹型肥胖（又称苹果形），对代谢影响很大。苹果型体型发生代谢综合征的比例大于梨型体型。

体型的改变其实和女性体内的雌激素含量有很大关系。影响女性体重和体型的重要因素是脂肪细胞的数量和体积，青春期和育龄期是女性雌激素分泌旺盛的时期，高水平的雌激素对脂肪细胞的数量和体积有明显调节作用，使得皮下脂肪主要分布在臀部和大腿，从而使年轻女性能拥有梨形的身材。随着更年期的到来，女性卵巢功能逐渐衰退，体内雌激素水平降低，使得体内脂肪含量增加，脂肪细胞体积增大，同时皮下脂肪分布发生改变，脂肪逐渐向上半身转移，在腹部堆积，臀部脂肪逐渐减少，使得女性的腰渐渐变粗，呈现中年发福的苹果形身材。补充雌激素不会导致肥胖，而是有助于保持体型。

老年肥胖症患者会因体型而有自卑感、焦虑、抑郁等身心相关问题，在行为上则可能引起气急、关节痛、水肿、肌肉酸痛。此外，与老年肥胖症密切相关的一些疾病如2型糖尿病、高血压、心血管疾病等患病率和病死率也随之提高。

### · 2型糖尿病 ·

研究显示，肥胖是2型糖尿病的独立危险因素。约75%的肥胖者患有2型糖尿病。肥胖者多伴有胰岛素抵抗（IR），尤以腹型肥胖与IR关系更为密切。由于腹内脂肪分解速度较其他部位快，因此腹型肥胖形成后可分解产生大量游离脂肪酸和甘油。当肥胖患者的B细胞能代偿IR时，血糖可正常，如不能代偿就会出现高血糖并发展为糖尿病。

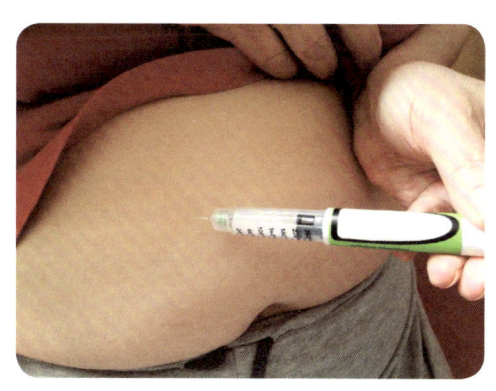

· 高血压 ·

大量证据表明，肥胖是发生高血压的独立危险因素。肥胖与高血压均有家族史，对高血压易感者，肥胖促进血压的升高。在肥胖者中，腹型肥胖高血压患病率最高，当女性腰围大于88cm时，高血压发生率可提高1倍。在老年肥胖者中，饮食行为是造成高血压的首要因素。长期过饱导致肥胖，引起血浆胰岛素水平增高，通过刺激中枢交感神经系统加快心率，增加心排血量，使血压升高。

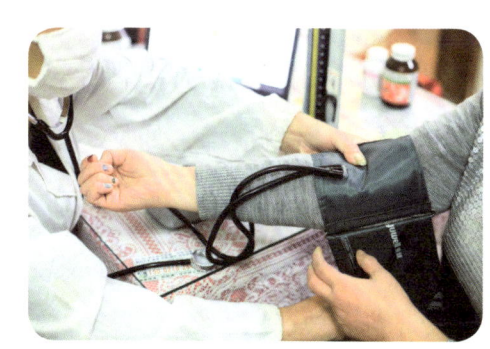

另一方面，血容量增加也可使血压升高。近年来发现脂肪组织也存在肾素－血管紧张素系统，血管紧张素原基因在内脏脂肪组织中表达增加，与BMI呈正相关，参与高血压的发生。

### ·冠心病·

研究显示，冠心病（CHD）患者的肥胖发生率呈显著提升的态势。老年肥胖症有增加患冠心病的趋势，一些肥胖指标，如腰臀比（WHR）、BMI、腰围与CHD死亡率是正相关。BMI>29 kg/m² 者CHD危险性较BMI<21 kg/m² 者增加3.3倍。体内脂肪分布异常，特别是腹内脂肪增加也与CHD有关联。研究表明，腰围可能是一个比BMI更好的预测指标，如女性腰围超过88cm，发生CHD的危险性显著增加。另外，老

年肥胖者血容量、心搏出量、左心室舒张末容量、充盈压均增加,使心排血量增加,引起左心室肥厚、扩大,心肌脂肪沉积致心肌劳损,易发生充血性心力衰竭。

· 胆囊结石 ·

老年肥胖症与胆结石形成有密切关系。流行病学调查显示,肥胖是胆结石的易患因素,肥胖增加胆结石的发生率。首先,由于大部分肥胖者血清中总胆固醇、甘油三酯

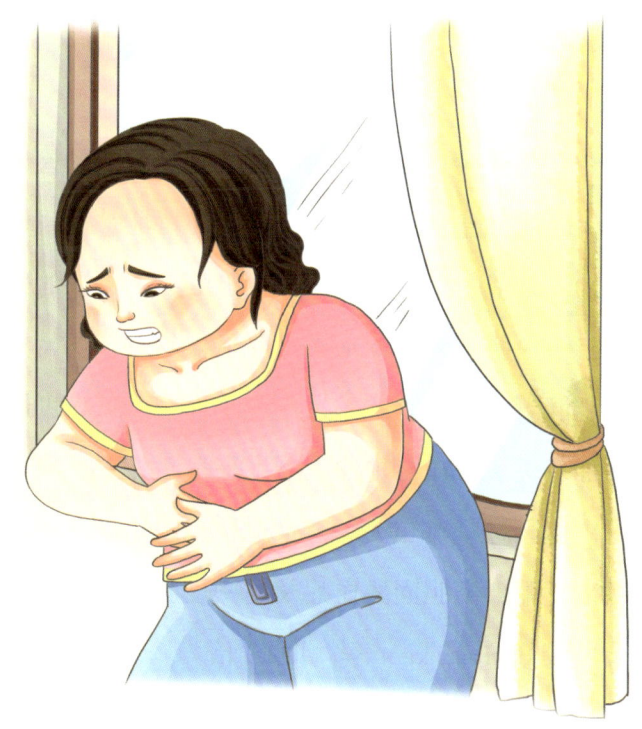

等持续处于高水平状态，是胆结石形成的危险因素；其次，体重增加时，胆囊内的胆汁分泌量增加，胆汁的浓度也增加，增加了胆固醇、胆色素等物质的沉积和结晶，从而容易形成胆囊结石。此外，肥胖还会导致胆囊收缩功能减退，胆囊排空不畅，胆汁在胆囊内停留时间延长，增加结石的形成风险。其他如饮食不规律、进食高热量或高胆固醇食物者，胆汁中胆固醇排出量增多，贮存于胆囊或胆管内，总胆固醇过饱和。肥胖人群胆结石的发生率是非肥胖人群的 3 倍以上。

### 血脂异常

老年肥胖症常伴有血脂异常，高脂血症的检出率高达 40%，远高于普通人群。血脂异常的特征是血浆甘油三酯（TAG）、低密度脂蛋白胆固醇（LDL-C）水平的升高，高密度脂蛋白胆固醇（HDL-C）降低。这种代谢特点多见于腹型肥胖者。腹部脂肪的过剩与小而密的低密度脂蛋白颗粒增加有关。BMI 与甘油三酯水平呈正相关，而与高密度脂蛋白胆固醇呈负相关。有报道称，BMI>25 $kg/m^2$ 者发生高甘油三酯、高胆固醇血症及高密度脂蛋白胆固醇降低的危险性较 BMI=22 $kg/m^2$ 者增加 2 倍。

### 阻塞性睡眠呼吸暂停综合征(OSAS)

OSAS常见于肥胖者。研究表明,约60%的老年肥胖者患有OSAS,严重打鼾常伴发OSAS,实际上大多数打鼾者是在打鼾多年后才出现OSAS。肥胖者由于胸、腹部大量脂肪堆积,使胸壁顺应性减低,增加呼吸系统机械负荷,使肺功能残气量降低,而低肺容量通气则可使气道潮气量呼吸时处于闭合状态。睡眠时肺通气不足可引起或促进呼吸暂停的发生,导致血氧分压下降,$CO_2$分压升高,pH下降,从而可引起脑功能障碍、肺动脉高压、高血压、心动过缓等,严重者可出现心衰、呼吸衰竭,甚至猝死。

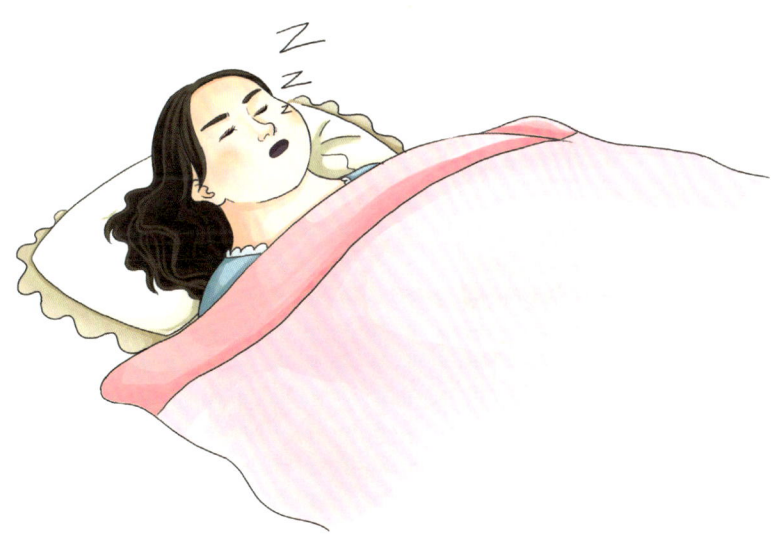

### 恶性肿瘤

肥胖女性子宫内膜癌的患病率比正常女性高 2~3 倍，绝经后乳腺癌的发生率随体重增加而升高，胆囊和胆道癌也增加。肥胖男性结肠癌、直肠癌和前列腺癌的发生率较非肥胖者高。肥胖者因长期负重易患腰背痛、关节痛。

所以，外在身形变化其实是在警示体内代谢的紊乱，必须重视并加以干预。

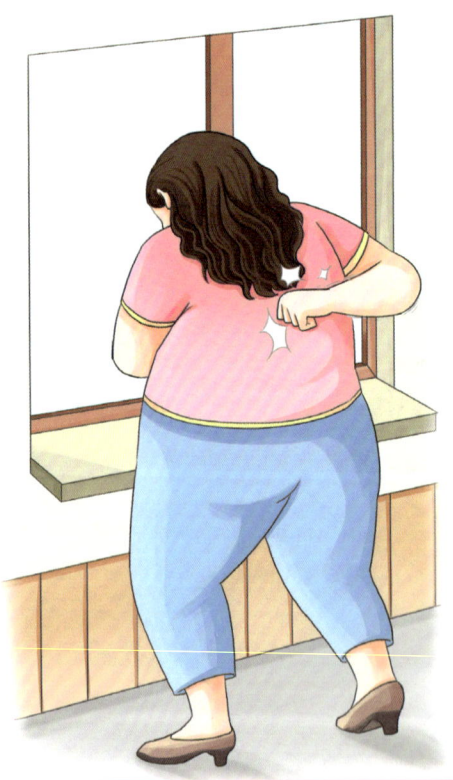

## 更年期与老年痴呆

关于阿尔兹海默病，俗称老年痴呆症，据资料统计，绝经后女性患老年痴呆的危险性是同龄男性的3倍以上。

雌激素可以通过多种途径保护中枢神经系统，比如对抗氧化对神经元的细胞毒性作用。太晚启动激素替代治疗可能会导致不好的结局，美国妇女健康倡议（WHI）组织发现65岁以上女性轻度认知障碍和痴呆症发病率在结合雌激素（CEE）

和雌激素+孕激素（CEE+MPA）治疗两组中均有所增加。就像 WHI 发现 60 岁以上女性启动激素替代治疗（HRT）会意外增加心血管疾病发病率一样，这些结果可以解释为 HRT 启动较晚导致雌激素的正性作用发生逆转。在 WHI 长达 18 年的随访研究中，对于基线平均年龄为 63 岁的整个人群队列，CEE 或 CEE+MPA 与痴呆相关病死率显著降低。

尽早开始绝经激素治疗（MHT）对降低阿尔茨海默病风险有益，特别是手术绝经的女性。晚期启用 MHT 会对认知功能产生不利影响，增加痴呆风险。

# 更年期"小性福"

很多女性在步入中年后,阴道分泌物减少,性欲明显下降。绝经后,精力大不如以前,对什么事情都打不起精神,生活中原本美妙的事也发生了变化,包括性生活。每当丈夫要与自己亲热时,都有一种发自内心的冷淡和反感。由于阴道萎缩、狭窄、干涩,让性生活变得非常困难和痛苦,因性生活不和谐影响夫妻感情的大有人在。

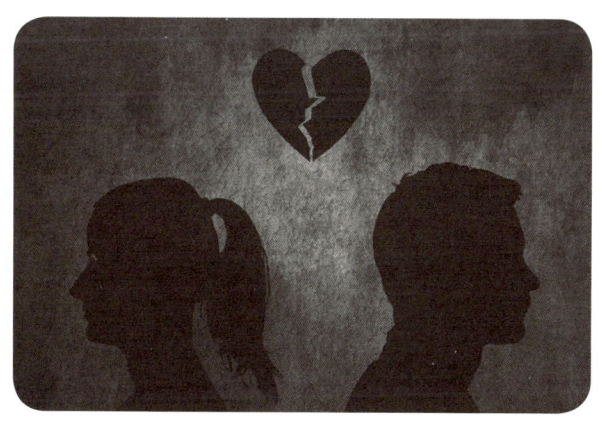

据不完全统计，亚洲 75% 的更年期女性在性交过程中伴有阴道疼痛或不适的情况。

更年期女性出现性生活不适的主要原因有生理和心理两方面。

生理原因是生殖器官退化，雌激素水平下降而导致阴道壁变薄、萎缩和弹性变差，这可能造成性交疼痛。在性生活的过程中，白带会增多，对阴道有润滑作用。由于骨盆底肌肉的作用，平常女性阴道口闭合，前后壁紧贴。白带中的水分使女性的阴道处于湿润状态，这种湿润环境能减少阴道前后壁之间的摩擦，保护阴道壁不受损伤，同时，这种湿润状态使女性的阴道润滑并富有弹性，有利于提高性生活的质量。绝经后女性由于卵巢功能衰退，雌激素分泌急剧降低，阴道出现老年性改变，上皮萎缩，皱襞消失，上皮变平坦。老年阴道炎患者阴道黏膜皱缩，白带分泌减少，甚至没有白带分泌，外阴、阴道壁充血，所以引起阴道干涩，甚至性交痛。

心理因素是指更年期后的情绪改变。由于绝经后不但雌激素水平下降，其他的一些神经兴奋物质，如雄激素、β-内啡肽等分泌也减少，使得更年期女性更容易出现精神疲惫、情绪抑郁和性欲减退。更年期女性由于大小阴唇体积萎缩,血管分布减少,性激发及唤醒较慢,同时阴道润滑液稀少,也容易在性生活时,使配偶无性兴趣而中断。此外,社会文化氛围对性行为有重要影响,很多人认为"性"是仅属于年轻人的概念,一些中老年女性因为有性的欲望而感到窘迫。因此,绝经后性生活不适是多因素引起的综合征。

更年期雌激素降低,会给身体带来变化,但是很多变化不易被肉眼察觉,也不存在"干瘪老去"的情形。国外有报道指出,70岁以上的欧洲女性中,半数多的人仍然对性生活感兴趣。研究显示,绝经女性保持规律、健康

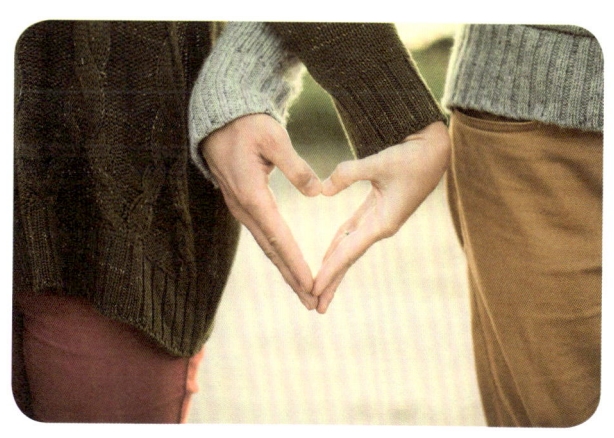

的性生活，对身体健康、精神愉快、家庭和睦以及预防泌尿生殖道萎缩都具有重要意义。绝经后，阴道的血流量会减少，性爱是激活阴道的好办法，因为它能够促进阴道内的血液循环，从而保持活力和年轻。女性由于生殖器官的退化所引起的性生活障碍，可以用药物治疗来改善。所以绝经后女性并不是不适合过性生活，少数女性还会出现性欲增强，俗称"第二次蜜月"或"第二春"。

## 更年期泌尿生殖系统萎缩症状

◎李女士今年58岁，绝经8年。3年前开始感觉外阴阴道干涩，疼痛不适，近半年症状加重了，感觉外阴阴道灼烧样疼痛，走路时间长或骑车时更明显，还常常出现尿急、尿频等症状。

◎刘女士今年55岁，绝经6年，不适近2年。症状表现为：反反复复的尿频、尿急、尿痛，每次排尿的时候感觉会阴部就像刀子割一样的痛，连带着肛门部位也疼痛。晚上睡不好，夜尿多，尿道部位疼痛难忍，用抗生素也无法控制病情反复。

绝经后女性体内雌激素下降会造成泌尿生殖道萎缩。阴道和泌尿道是关系密切的"邻居"，阴道萎缩常常表现为萎缩性阴道炎，尿道萎缩常常引起尿路感染，年龄越大，绝经时间越久，泌尿生殖道萎缩的症状越明显。

女性进入更年期后,因雌激素下降,阴道微生物菌群失衡,正常的优势菌乳杆菌减少或缺乏,使得阴道上皮内糖原含量减少,阴道内环境由弱酸性变为中性或弱碱性,这种变化易致病菌生长繁殖,比如人乳头瘤病毒(HPV)感染,引起阴道炎或宫颈病变等。阴道黏膜此时也会出现萎缩、变薄,抗病能力减弱,也为致病菌繁殖提供了有利条件,因此容易发生萎缩性阴道炎。

## 萎缩性阴道炎有什么表现

阴道分泌物增多、异味等,如未及时治疗,严重者会引发脓血性白带。早期会出现外阴瘙痒,如未及时治疗会逐渐有灼热感、触痛,常常会有阴道下坠感,小腹不适。

阴道黏膜萎缩,可出现性交痛。阴道内弹性组织减少,性生活有可能损伤阴道黏膜及黏膜内血管。

妇科检查时,阴道黏膜可以见到萎缩性改变,皱襞消失,上皮薄,阴道黏膜充血,有小出血点。

萎缩性阴道炎不同于青中年女性的阴道炎,对萎缩性阴道炎给予单纯的抗感染治疗,在治疗阶段有一定的效果,但疗程结束后又会复发,这是因为雌激素水平低下这一根本因素没有得到改善,所以在治疗期间症状的缓解只是暂时的,只有适量补充雌激素,才能获得较好的治疗效果。

女性体内雌激素对维持膀胱和尿道黏膜完整性,保持阴道内正常的 pH 环境有着重要的影响。绝经后雌激素水平下降,尿道和膀胱黏膜下组织萎缩、硬化、血管减少,使局部抵抗力减弱,防止细菌入侵的天然屏障大大减弱,泌尿道感染反复发作,引起绝经后女性下腹坠痛、尿频、尿急和尿痛等症状,即使经常服用抗生素治疗也无法控制。部分老年女性的尿路感染症状不典型,仅仅是以腰骶部、下腹部不适和血尿、发热来就诊,这与老年女性反应迟钝和存

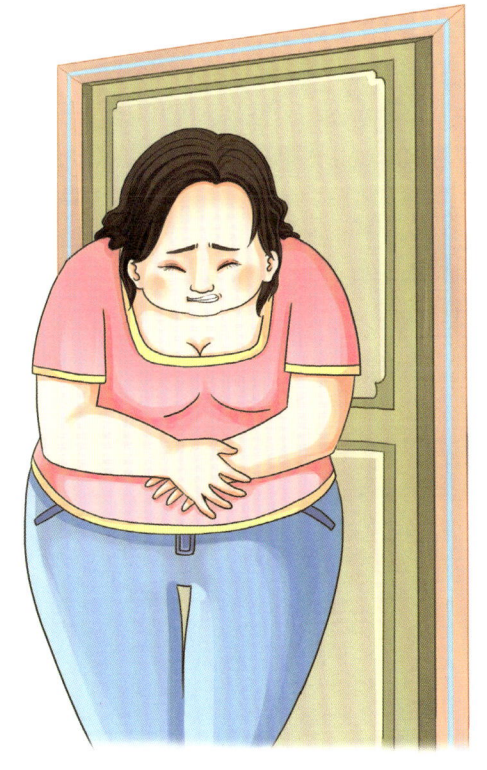

在多种疾病有关。老年女性反复泌尿系统感染，采用雌激素阴道局部给药可明显减少尿路感染发作次数，口服雌激素治疗也可以改善膀胱功能。绝经泌尿生殖道综合征（GSM）使很多更年期女性深受困扰，提早积极地接受正规治疗才是解决之本。

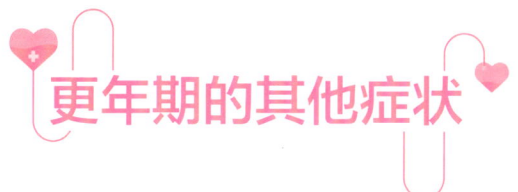

## 更年期的其他症状

随着现代社会各种压力的增大,更年期往往会提前到来,但是一般人对更年期的相关知识了解较少,无法有效判断是否已经进入更年期。了解更年期有哪些症状很重要,不但能够帮助自身判断更年期是否到来,还能够根据症状表现采取针对性的措施进行调理,减少或延缓一系列并发症的发生。

据统计,更年期有100多种不同的症状,除了前面介绍的一些常见症状,下面再介绍一些其他的症状。

### ·皮肤衰老·

女性进入更年期后,由于新陈代谢快速下降,皮肤、毛发均发生明显变化,表现为皮肤干燥,弹性逐渐消失,时有瘙痒,出现皱纹,特别是暴露处,如面、颈、手等部位,以及口部、眼角周围,皱纹逐渐明显。另外,面部毛孔也会变大,皮肤色斑沉淀加快。

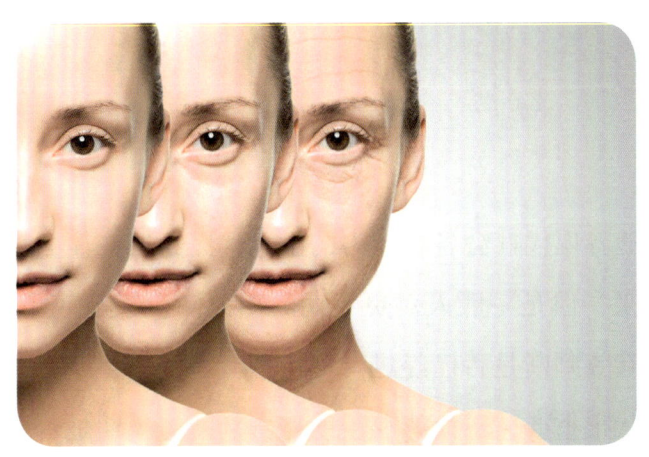

· 全身乏力 ·

更年期女性由于失眠、入睡困难、早醒、多梦、夜尿增多等各种原因导致睡眠时间短、睡眠质量差,所以白天很容易疲劳,周身疲软乏力,提不起精神,生活或者工作就会力不从心。

## 心前区疼痛

进入更年期,由于自主神经功能紊乱,使血管舒缩功能失调,会出现心前区疼痛,呈持续性钝痛,舌下含服硝酸甘油无效。很多人以为自己心脏有问题,做各项检查,如心电图、心脏彩超、24小时动态心电图,甚至冠脉造影等,都没有查出原因。

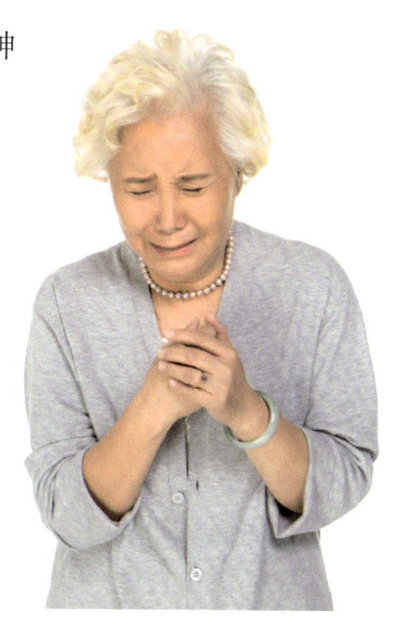

## 咽部异物感

有些更年期女性常常感到咽喉部有异物,常常主诉咽部异物感、闭塞感、压迫感、紧迫感、瘙痒感、烧灼感、干燥感或其他不适。患者常感咽部不适,如有异物梗死在喉间,吞之不下,吐之不出,但不妨碍饮食功能。很多女性以为患有气管、食管疾病,常常就诊于耳鼻咽喉科、头颈外科、消化内科、骨科、神经内科、内分泌科等,各项检查均正常。

### · 颈部及面部抽搐感 ·

出现这个症状,人们第一反应就是面神经或三叉神经问题,常常就诊于神经内科或五官科。其实更年期也会有这种症状,常发生胸口三角区域和脖子正下方发紧并伴有抽搐感,同时手和脸部发麻,甚至影响呼吸。有时候脑袋里会有神经抽搐感,偶尔伴有耳鸣。心电图、脑电图、血压检查都正常。

### · 手脚麻木、冰凉 ·

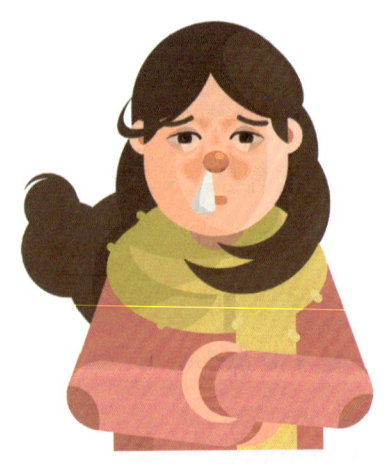

更年期有的人常年会出现手脚冰凉的情况,甚至伴有麻木、刺痛感。很多人常常是服用了很多中药调理,做过针灸、按摩等之后,症状还是持续存在。

### 乳房松弛、下垂

女性步入更年期之后，双乳变得松弛、下垂，弹性变差。对于爱美的女性，这是相当苦恼的。

### 胃肠烧灼感

无论严寒还是大夏天，有的人总觉得自己腹中"一团火"，进食或者空腹都不能消除胃肠烧灼感，胃肠镜检查也没发现问题。同时，胸膛中也有烫灼感，严重者甚至感觉哈一口气就能喷出火来。

### 眼干、口干

口干难忍，眼睛干涩、视物不清。有的人以前不爱喝水，进入更年期后一天八杯水都还觉得口干，而喝水太多又会造成尿频，不停地上厕所。

## 夜尿增多

夜尿增多是指夜尿量超过白天尿量或者夜尿持续超过750mL，就算喝很少的水，晚上也要排尿两三次。因为晚上频繁醒来上厕所，所以睡眠质量和时长就会大打折扣，加上更年期女性本身就容易失眠、入睡困难等，所以夜尿增多往往就会伴有明显的睡眠障碍，以及白天的疲乏无力。

更年期的症状何其多，每个人出现的情况可能完全不一样，也有很多人会出现好几种症状。40岁以后，当月经开始不规律，身体其他器官出现不适的时候，一定要抓住机体的提示，在"窗口期"及时及早地解决更年期出现的问题，使自己可以长远获益。

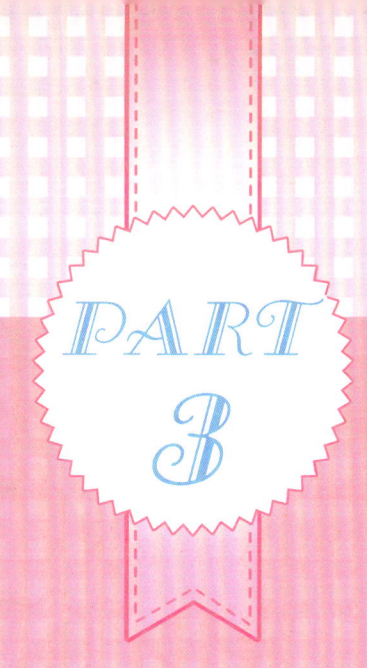

# PART 3

更年期精彩过

绝经女性需要进行全面的健康管理，包括每年健康体检、合理饮食、增加社交及脑力活动、体育锻炼。《中国居民膳食指南（2022）》建议多吃蔬果、奶类、全谷物、大豆，适量吃鱼、禽、蛋、瘦肉，控糖≤（25~50）g/d、少油（25~30 g/d）、少盐（≤ 5 g/d）、限酒（乙醇量≤ 15 g/d）、戒烟、足量饮水（1500~1700mL/d）。每周规律有氧运动3~5次，每周累计150分钟，另加2~3次抗阻运动，以增加肌肉量和肌力。

绝经健康管理应从绝经过渡期开始，包括全面的生活方式调整，并在专业医务工作者指导下对适宜人群开展包括绝经激素治疗（MHT）在内的各项医疗保健措施。

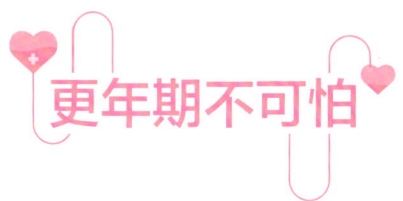

## 更年期不可怕

有人说,更年期是"多事之秋",秋风秋雨愁煞人;也有人说,只要正确地面对,积极地生活,更年期是人生的第二个春天。更年期是人生必经的一站,宛如人生旅途的一次转弯,发生点颠簸也不足为奇。只要做好充足的准备,积极预防,合理应对,就能顺利度过更年期。

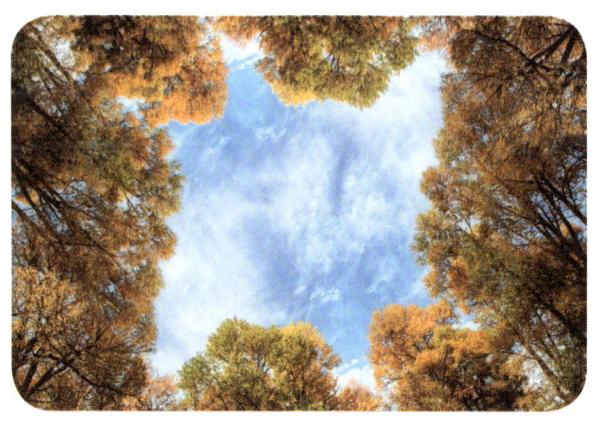

更年期女性身体在发生剧烈变化，应该适当调整生活方式，改变心态，多给自己一些关爱，必要时及时就医。要科学安排每餐的食物种类和数量，做到健康、均衡和适量，遏制体重猛增；要有规律地锻炼身体，保持肌肉力量，增加关节柔韧性，减少摔倒受伤的风险。更年期是更加成熟的标志，也是悠闲生活的开始，有更多的时间、精力和经验来为自己和家人规划更美好的生活，享受金色的收获年华。月经的离去，并不意味着衰老的即刻来临。绝经只是在增龄的过程中，打下醒目的注解，告诉女性不必再为生育烦恼，可以有更多的精力来关爱自我，开启新的生命旅程。

更年期的诸多症状，涉及全身多个器官和系统，如：心悸、胸闷与心内科相关，骨关节痛、背痛与骨科相关，头痛、头晕与神经科相关，抑郁、焦虑与精神科相关，尿频、尿急与泌尿科相关，肥胖、糖尿病与内分泌科相关，等等。一些忽有忽无、忽轻忽重、个体差异较大的症状，让更年期女性奔波于医院的各个科室，却得不到满意的解答，这时可以试试去更年期门诊寻求帮助，一系列问题或许即可迎刃而解。

更年期门诊的医生通常会全面评估更年期女性的健康

状况，包括对症状进行详细评分，做必要的检查，耐心讲授更年期相关知识，在医患充分沟通的基础上做个体化的医疗决策。这样的门诊，能让女性朋友充分了解到自身的健康状况，知晓更年期相关知识，尤其是性激素治疗的知识、生活方式调整的注意事项。

无论有无更年期症状，只要有更年期相关的健康指标异常，或者罹患早发性卵巢功能不全、异常子宫出血、尿失禁及反复的泌尿生殖道炎症、妇科良性和恶性肿瘤及治疗后等情况，需要同时治疗更年期相关疾病时，均可到更年期门诊就诊。

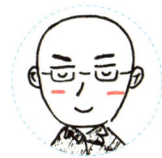

## 合理搭配，均衡饮食

更年期女性常常有容易发福的烦恼。要保持身体健康，维持身材，需要合理搭配，均衡饮食，这也是预防疾病的重要举措。人体所需的营养物质包括脂肪、蛋白质、维生素和矿物质等，单一的饮食很难满足需求。

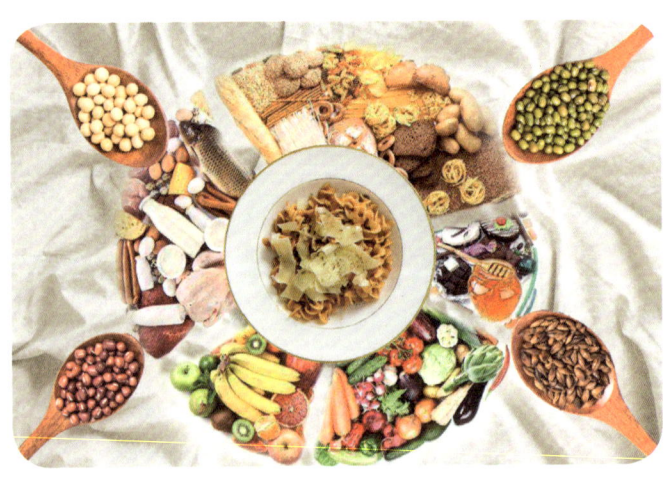

女性多在青春期、妊娠期、分娩期、流产时、更年期及绝经期发生肥胖，这与内分泌环境改变有关。随着年龄的增长，活动量减少，体内消耗热能随之减少，造成热量过剩，导致糖代谢紊乱，诱发肥胖。肥胖又会导致糖代谢异常，促使动脉硬化症的形成和发展，增加心血管疾病的发病率，所以更年期一定要控制饮食，特别是要控制高脂肪和糖类的摄入。

更年期女性由于内分泌改变，容易发生水钠潴留，引发血压升高，高盐饮食也容易导致高血压，所以，更年期女性推荐低盐饮食，每日食盐总量不宜超过 5g，油量控制在 25g 以内，要少吃咸菜、咸蛋、咸鱼、火腿等。

更年期女性糖代谢、脂肪代谢也容易出现紊乱，容易发生高血糖、高血脂，导致糖尿病、肥胖、冠心病。进入更年期后，体力活动减少，糖的利用率降低，是造成糖代谢紊乱的原因之一。所以，更年期女性应该控制糖与脂肪的摄取，特别是要限制动物脂肪，如猪油、奶油等，以及含胆固醇高的食物如动物内脏等的摄入。

蛋白质是最重要的营养物质，中国营养学会推荐每日蛋白质需要量为每千克体重0.8~1.0g，且优质蛋白质不少于50%。更年期女性在补充蛋白质时，要认真挑选合适的优质蛋白质，如瘦肉、奶、蛋、鱼等动物蛋白质，大豆、芝麻和葵花子等植物蛋白质。

维生素在调节人的代谢与延缓衰老中起着十分重要的作用，大多数维生素无法在体内合成和存储，必须依赖外源性供给。中老年人由于胃肠道功能逐渐减退、进食量减少及饮食习惯改变，更易造成维生素摄入不足及利用障碍，因此，老年人每日维生素摄入量可以稍高于青少年。维生素摄入不足，特别是维生素$B_6$、维生素$B_{12}$的缺乏，容易引发兴奋不安、失眠、头痛、脾气急躁等症状，在膳食中补充一定量的维生素有助于女性的精神调节，橙子、苹果、生菜、菠菜等果蔬都是补充维生素的理想食材。

矿物质是人体所需的七大类营养素之一，其中的微量元素主要包括铁、锌、铜、硒、碘等，它们对维持人体的新陈代谢起着重要的作用。铁元素是人体造血必不可少的微量元素，参与血红蛋白、细胞色素及各种酶的合成，还在血液中起运输氧和营养物质的作用。碘是甲状腺激素合成的原料，锌是胰岛素的组成成分，硒是重要的抗氧化剂。人体摄入微量元素不足或过量或元素间比例失调，都会对机体产生不利的影响。微量元素的主要来源是食物，中老年女性应均衡膳食，补充必要的微量元素。

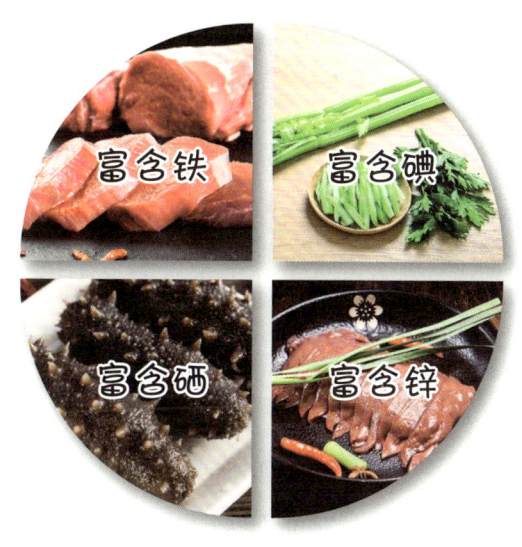

女性进入更年期后，由于卵巢分泌雌激素不足，会引起一系列问题。常常有人会问，喝豆浆会得乳腺癌吗？得了乳腺癌的人能喝豆浆吗？黄豆、豆腐、豆浆等豆类和豆制品不仅含有丰富的优质蛋白质，还含有大豆异黄酮，很多人都把它当成雌激素，其实大豆异黄酮并不等同于真正的雌激素，它也不能替代MHT中的雌激素，大豆异黄酮是存在豆科植物中的一种成分,在人体内有雌激素活性,具有抗氧化、抗肿瘤、抗心血管疾病、预防骨质疏松症、缓解更年期症状等作用,大豆异黄酮是大豆等豆科植物生长中形成的次级代谢产物,也称为植物雌激素,是豆制品中的生物活性成分之一,可以与人体不同的组织器官的雌激素受体结合,发挥类雌激素或拮抗内源性雌激素的作用。比如人体雌激素水平降低的时候,大豆异黄酮可以帮助升高雌激素水平;当体内雌激素水平过高的时候,它又可以发挥作用把雌激素水平降下来。黄豆中植物雌激素含量最高,建议每人每天食用30~50g大豆或相当量的豆制品,如1~2份豆腐、豆浆、豆奶、豆豉等豆制品。有研究表明,东方女性患乳腺癌概率显著低于西方女性,与东方女性较多食用豆浆等豆制品有关,由此可见,异黄酮对乳腺癌有预防及保护作用。《中国乳腺癌患者生活方式指南》中也提到,大豆异黄酮具有预防乳腺癌的作用,还可以降低乳腺癌患者的复发风险,建议乳腺癌患者将大豆制品作为健康膳食的组成部分,但应当对相关的膳食补充剂(含有大豆异黄酮的保健品)保持警惕。也有研究表明,大豆食品食用量高的女性,其患骨质疏松症的风险比食用量少的女性低。植物雌激素代表一组天然的、植物来源的化合物。但是，目前为止，没有其他食物或药物可以像雌激素疗法一样那么安全迅速有效地改善更年期症状。

女性到了更年期，容易出现腰背酸痛、腿脚抽筋等症状，这些都是骨质疏松的表现。骨质疏松时，骨折的危险性大大增加，轻微外力作用即可发生骨折，除了药物治疗外，合理膳食补钙和补充维生素 D 也十分重要。钙的主要来源包括奶制品、豆制品以及绿叶菜等。晒太阳是补充维生素 D 的好方式，建议每周两次，每次半个小时左右。如果日晒时间不足，应主要补充富含维生素 D 的食物，如深海鱼油、牛奶等。一个人每日的钙需求量为 1000mg，而根据我国饮食习惯，每天钙的摄入量约为 400mg，远远低于正常需要量，因此建议适当服用钙剂与维生素 D（每天 800IU）。有些女性担心补钙会导致结石，其实补钙与结石发生没有必然联系。泌尿系统结石发生受环境、遗传、营养及尿钙浓度等多种因素影响，常规补钙剂量并不会增加结石风险。当然，如果在补钙过多，通过肾脏滤过排出的钙较多，在泌尿系统中尿钙含量较高，会增加泌尿系统结石形成的可能。因此，对于那些易发生结石的患者，在补充高剂量钙和维生素D前，应检测血钙及尿钙水平，若尿钙正常，可以适当补钙。

更年期女性神经功能紊乱影响胃肠道蠕动，导致便秘，瓜果蔬菜中富含纤维素，可以使大便排出加速。日常生活中多饮水，每日喝酸奶，除了可以对抗便秘外，还可以补充益生菌，调整肠道菌群结构，让胃肠正常运转。

女性吸烟可以诱发卵巢功能早衰，患乳腺癌、宫颈癌、卵巢癌和心血管疾病风险增加，同时还是中老年女性患认知功能障碍和骨质疏松症的危险因素之一，容易发生脑卒中和压力性尿失禁，因此更年期女性应尽早戒烟。

饮酒会对肝脏、心血管产生不利影响，增加高血压的风险，更年期女性大量饮酒会增加体重，影响认知功能，导致骨质疏松，因此要限酒。

更年期均衡膳食要点：

◎ 食物多样，谷类为主，粗细搭配。谷类食物摄入一般每日 250~400g 为宜。

◎ 多吃水果蔬菜。每天吃蔬菜最少 300g、水果 200~350g。

◎ 每日吃奶类、大豆或豆制品。建议每人每天平均饮奶 300mL，有高血脂及超重肥胖倾向者应该选择低脂、脱脂奶及其制品。每人每天摄入 30~50g 大豆或相当量的豆制品。

◎ 适量的鱼肉、瘦肉、禽肉或蛋。每日摄入量：鱼虾类 50~100g，畜禽肉类 50~75g，蛋类 25~50g。

◎ 减少烹饪油的用量，清淡少盐饮食。每日烹调油摄入量 25~30g，食盐摄入量不超过 5g。

◎ 足量饮水，合理选择饮料，适量饮茶。茶叶含有丰富的微量元素，如铁、锌、硒、铜等，以及多种对人体有益的化学成分，如茶多酚、茶多糖等。

## 规律运动，劳逸结合

俗话说得好，生命在于运动。生命活动与运动息息相关，人如果不运动，机体新陈代谢减慢，器官功能退化，慢性疾病与肿瘤的风险也会相应增高。体育锻炼可以有效地改善机体各个器官的功能，在有氧的条件下，通过一定时间的锻炼，可以有效地增强心肺功能，并改善消化系统、神经系统、内分泌系统、免疫系统、运动系统的功能。更年期女性体内雌激素水平下降，往往伴随着潮热盗汗、失眠、心悸、胸闷等症状，有氧运动可以提高体内血雌激素与孕激素水平，在一定程度上改善更年期症状。但要注意，适度运动不是高强度运动。

定期体育锻炼可以改善女性更年期的骨质疏松症状。长期进行有氧运动是对绝经后女性骨质疏松症最积极有效的干预措施。更年期女性进入绝经期后，体内雌激素会骤然下降，而雌激素对于骨骼的影响非常大。绝经后雌激素缺乏，会导致骨吸收增强，打破原有的骨形成和骨吸收平衡，使骨量减少，引起骨质疏松症，严重的还会发生骨折。有氧运动可以通过改善骨组织的血液循环影响骨的代谢，不但可以刺激雌激素、雄性激素和生长激素的分泌，而且还可以抑制破骨作用。同时，有氧运动促进了钙的吸收和骨矿化，有助于改善骨组织状态，使骨组织能对刺激产生适应性反应，提高骨的承重性。

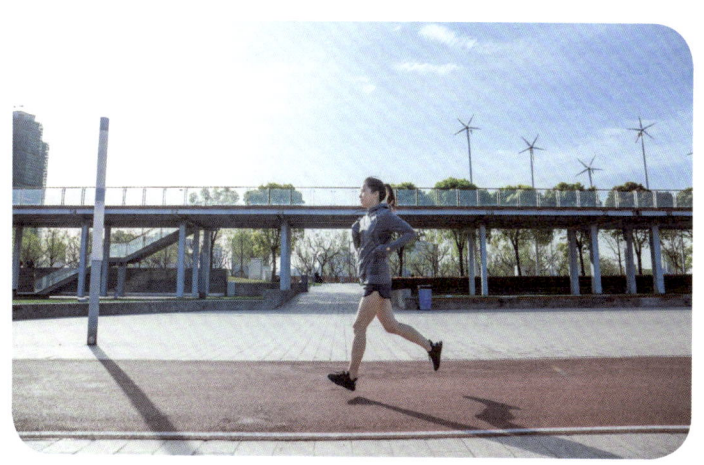

适当的体育锻炼可以改善更年期女性的心血管发病症状。因为运动可以升高体内的雌激素分泌，而雌激素可以调节胆固醇的沉积和代谢，降低血管细胞黏附分子的生成等，使心血管疾病的发病率降低。

适当的体育锻炼可减少更年期焦虑、抑郁症状。科学研究表明，经常进行有氧运动可以减少抑郁症的发病率。因为在进行有氧运动时，身体内会产生一种名为"脑啡肽"的物质，它含有镇定的成分，是一种天然的镇静剂，这可以有效控制更年期女性的异常情绪。

更年期女性因潮热、盗汗等问题，晚上经常睡不好，或者睡到一半就醒过来，有研究显示，适量的运动有改善睡眠的作用。

## 更年期运动要掌握哪些原则

**持之以恒** 在认识到体育锻炼的重要性后，就需要持之以恒，坚持到底，要克服"三天打鱼，两天晒网"的情况，才能收获良好的锻炼效果。

**动静适度** 无论何种运动，必须使全身各部分肌肉、骨关节等都能得到锻炼，但过度的运动，容易引起疲劳，对健康是不利的，所以在运动后应注意休息。所谓动静适度，应以"轻、柔、稳"为原则，在体育锻炼初期，宁少勿多，宁慢勿快，逐渐递增。在运动时，应避免快速、旋转或低头的动作，或者有可能跌倒的动作。不宜参加带有竞赛性或突击性的紧张型运动，也不宜长时间进行过于单调的重复运动。

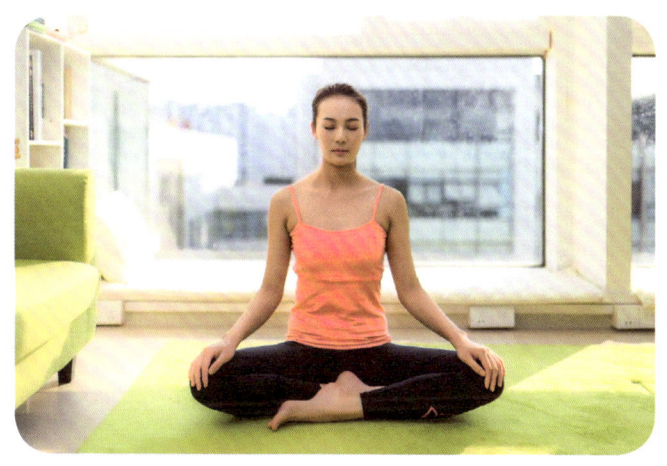

**循序渐进**　在进行体育锻炼时，要遵循逐渐增大运动量的原则，因为人的体力、耐力、灵巧度等都是逐步提高的，人的内脏器官、功能活动也需要一个适应过程，不能

急于求成，应以不产生疲劳感为度。运动方式宜由易到难，由简到繁，时间逐渐增加。

**时间和场地适宜** 早晨空气新鲜，精神饱满，是锻炼身体的最好时间。刚吃完饭，不宜马上进行运动，应休息半小时后，才适宜锻炼。运动地点可以选择环境优美的场所，例如公园、湖滨等。

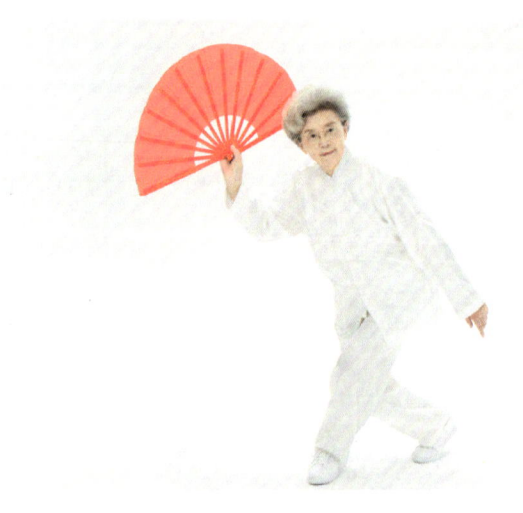

**运动前后注意事项** 运动前，应先做准备活动，可以防止突然剧烈活动造成的心慌、气促、晕倒等现象。运动后，应进行整理活动，使身体逐渐恢复到正常状态，以利于全身脏器的调整，也可预防对身体不利的因素发生。运动后不宜马上坐下、马上洗澡，不要喝冰水，不要吃酸性食物等。

　　锻炼期间要善于自我体察，注意自己的呼吸、脉搏、锻炼后的自身感觉，防止不良反应。当身体不舒适或感到体力不支时，不能强行锻炼，可减量或暂时停止锻炼。定期体检，调整不合适的锻炼方式。

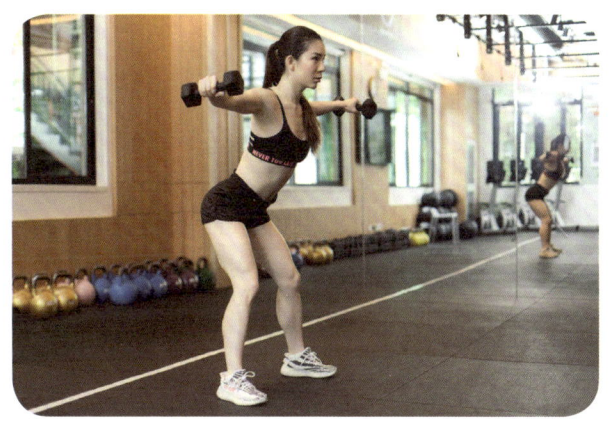

　　总之，更年期女性应结合自身条件，制订适合的运动方案，适当参加体育锻炼。

## 适当调节，放松心情

曾经美丽的面容和紧致的肌肤，如今却爬满了皱纹，子女长大成人也离开身旁，生活的激情被日常的烦琐小事消磨殆尽，更年期女性在这些生理与社会变化面前，更容易出现心理异常。

焦虑心理是更年期常见的一种情绪反应，常常由于很小的刺激而引起大的情绪波动，爱生气和产生敌对情绪，精神分散难以集中，或无对象、无原因地惊恐不安。一位平时冷静沉着的女性，到

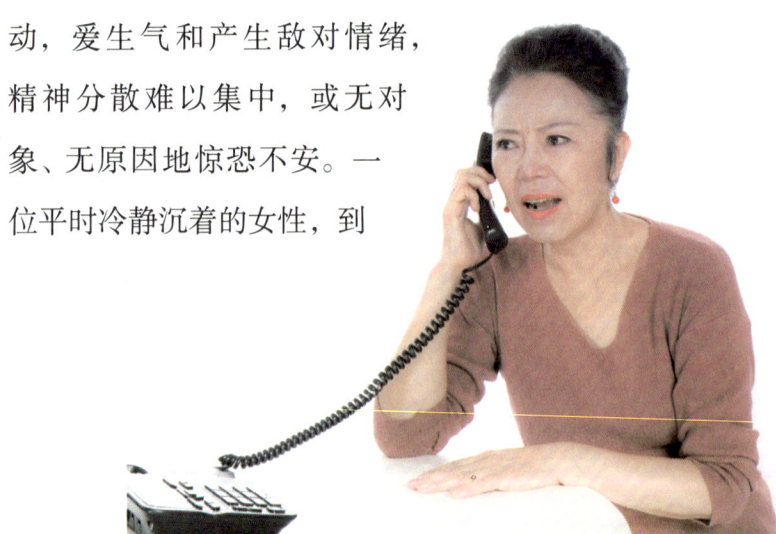

更年期后会一反常态地出现一系列不冷静的表现,如易激动、易怒、坐卧不宁等。

由于更年期常有一些不适症状而产生悲观心理,顾虑重重,甚至怀疑自己病得非常严重,情绪消沉,怕衰老,担心记忆力减退,思维零乱,或者喜欢回忆生活中一些不愉快的事。

女性进入更年期后常会变得敏感多疑,突出的特点是不相信自己,也不相信别人,导致人际关系紧张。

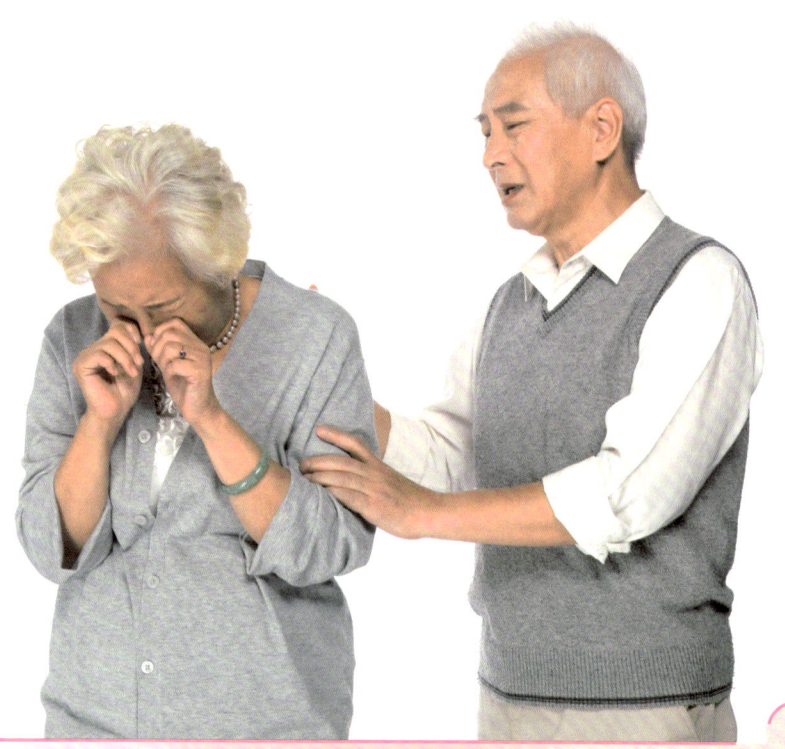

女性在更年期可有较重的消极情绪，易引发抑郁症状。有的人心灰意冷，感到大好时光已过，不免焦虑、烦躁、沮丧。有的人过分夸大自己过去的过错，总是回忆起以往愧对于别人的小事，自责不已。有的人恐惧生育能力丧失、性欲减退、失去女性魅力。有人说，抑郁症是更年期"沉默的杀手"，吞噬着女性的心身健康。

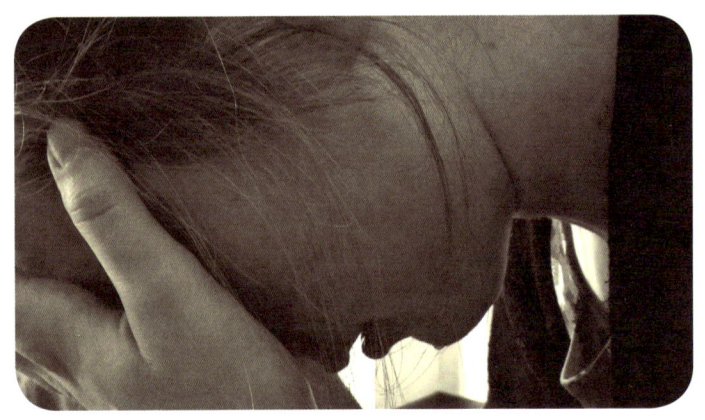

面对那么多可能发生或已经发生的心理问题，女性更需要积极地调节心理状态。

**加强学习** 更年期是人体从成熟逐渐向衰老转折的过渡阶段，是生命的必然过程。这个时期出现烦躁、忧虑等症状都是正常的，无须感到诧异，更不用惊慌失措。

首先要从知识上、心理上做好准备，学习和了解更年期的基本知识，平静地迎接更年期的到来，避免产生轻视疏忽、盲目疑虑和不必要的恐惧心理。

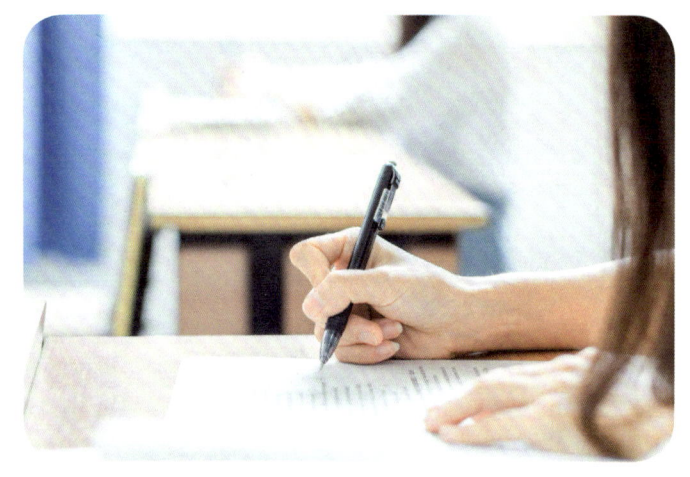

**加强自我调节，保持乐观情绪**　多一份兴趣，就多一份欢乐。走出去参加各种各样的活动，如插花、编织、缝纫、烹调以及跳舞、书法、绘画等，既可陶冶情操，还能增加一些生活的技能，丰富日常生活的内容，增添生活的乐趣，让情绪积极、乐观起来。

**学会自我宣泄**　更年期女性的精神稳定性差，情感波动大，心理容易失衡，所以自我宣泄非常重要。向亲友倾诉，和音乐交流，与书籍对话，拥抱大自然，遇事换位思考，都有助于平复情绪。要经常给自己制订新的目标，寻找理由使自己快活起来。

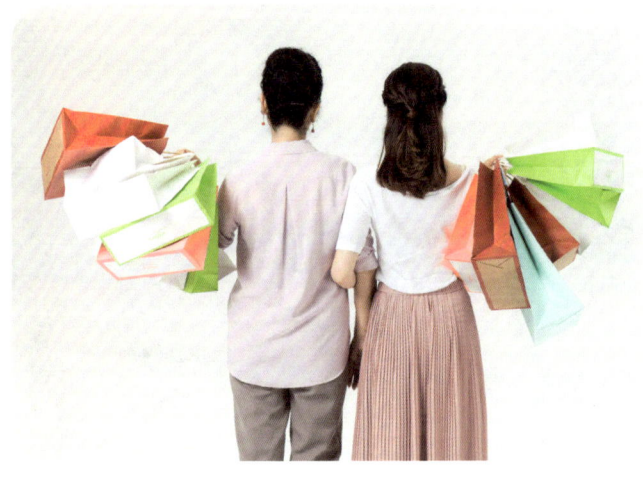

**及时就医** 如果出现症状较重、情绪上难以自控的情况，要及时求助于医生（更年期门诊或身心科、精神科的专家）。

## 每年体检必不可少

说起体检,大家都不陌生,想要更详细地了解自己身体的状况,就需要及时定期的体检。更年期女性由于其生理、心理上发生了一系列急剧的变化,一些疾病的发生率也显著高于从前,体检就更显得尤为重要。一些更年期症状严重影响正常工作与生活,需要及时就医,尽早用药干预。如果没有什么特别不舒服

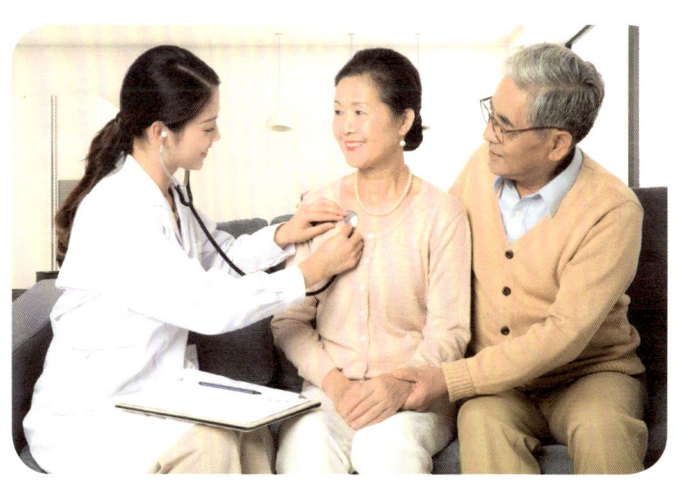

的症状，是不是就不需要去看医生了呢？从治疗症状的角度来看，如果更年期没有明显的症状，的确是不需要使用药物干预的，但是从预防的角度来看，没有症状不等于健康，没有症状也需要体检，以排除一些可能的、潜在的风险。

**骨质疏松** 随着年龄的增长，骨量会逐渐降低，女性在绝经后缺乏雌激素，骨量会进一步减少，出现腰腿痛、椎间盘突出等，容易发生骨折。骨密度测定可以及时了解自身骨量情况，尽早干预。绝经后或在雌激素缺乏的任何阶段，尽早启用绝经激素治疗获益更大，可获得骨质疏松性骨折的一级预防。

**心血管疾病** 女性在绝经后患心血管疾病的风险会显著增加，这与绝经后雌激素水平下降导致的血脂代谢紊乱与动脉硬化有关。更年期的女性更需要重点关注心血管疾病的风险，定期检测血压、血脂，预防心血管疾病的发生。

**恶性肿瘤** 进入更年期后，恶性肿瘤的发生率会显著升高，例如乳腺癌、宫颈癌、子宫内膜癌、肺癌等。这些恶性肿瘤早期并没有特殊的症状，等到身体出现不适，有显著症状后，一般都是晚期阶段了。定期体检，早发现、早诊断、早治疗，是将肿瘤扼杀于萌芽之中的最好办法。

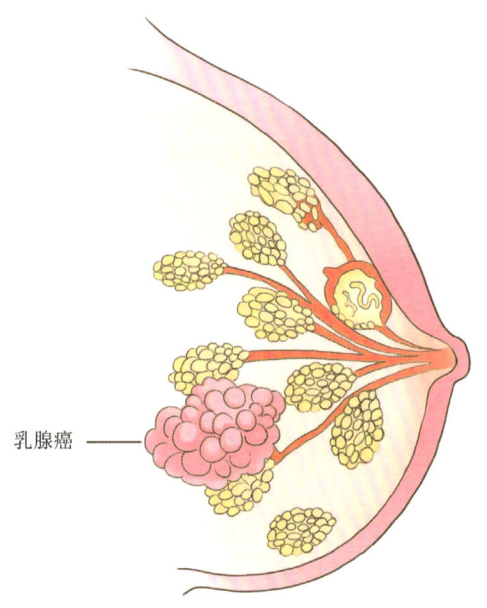

乳腺癌

闭经仅仅只是卵巢停止工作的标志,却不是我们停止体检的路标,进入更年期之后,我们更需要积极地、合理地进行全身的体检,尤其是妇科检查。

**抽血化验检查** 空腹到医院做抽血化验检查,内容包括血常规、肝肾功能、同型半胱氨酸(与心血管病有关)、凝血功能、胰岛素(了解有无胰岛素抵抗及糖尿病风险)、性腺激素水平〔雌二醇E2水平下降,FSH水平升高(大于25U/L),提示卵巢功能衰退〕、肿瘤标记物、甲状腺功能等。

**阴道分泌物检测(白带常规)** 女性进入绝经期后,由于外阴阴道萎缩,阴道内有益的酵母菌减少,阴道正常的内环境失衡,局部免疫力下降,异常的致病菌容易反复大量繁殖,造成反复的阴道炎,白带常规是检测阴道炎症最简单的手段。

**宫颈细胞学检查与HPV检查** 宫颈细胞学检查又称宫颈癌的防癌筛查,HPV(人乳头瘤病毒)感染是引起宫颈癌的主要原因,两项检查结合可以评判宫颈癌的风险。

**妇科彩超** 可以大致了解子宫、附件（卵巢与输卵管）情况，了解子宫内膜厚度及有无子宫肌瘤、卵巢囊肿等，也是妇科肿瘤的一个筛查手段。

**乳腺检查** 包括乳腺超声及乳腺钼靶。45~55 岁是中国女性乳腺癌发病的一个高峰，定期进行乳腺检查是很有必要的。

**心电图** 可以初步了解心脏功能。

**胸部 X 线** 可以大致了解肺部情况，如需要对肺癌进行筛查，可以选择低剂量螺旋 CT。

**胃肠镜检查** 50 岁以后女性直结肠癌发病率直线升高，有条件者可以定期进行胃肠镜检查以排查肿瘤风险。

**骨密度测定** 评估老化及骨质疏松状况。推荐双能 X 线吸收法检查，可以较为精准地确定骨密度及骨质疏松的部位，且放射剂量较低。必要时可以做血清钙、磷测定及血清维生素 D 测定。

## 双能骨密度报告单

姓名：▇▇▇ 性别：女 年龄：▇▇ 种族：chinese 科别： 住院号： 检查号：▇▇▇

正位腰椎 on 2018/10/25 星期四 PM

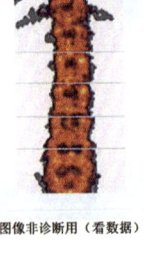

图像非诊断用（看数据）

左髋 on 2018/10/25 星期四 PM

图像非诊断用（看数据）

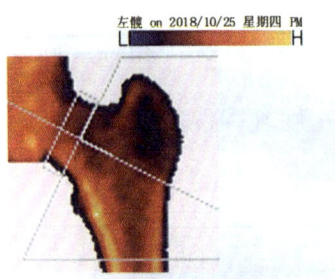

| L2 - L4 Hua dong Chinese | |
|---|---|
| 和年轻人 (%) | 92.0 |
| T评分 | −0.71 |
| 和同龄人 (%) | 102.8 |
| Z评分 | 0.22 |

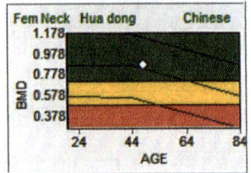

| Fem Neck Hua dong Chinese | |
|---|---|
| 和年轻人 (%) | 99. |
| T评分 | −0. |
| 和同龄人 (%) | 104 |
| Z评分 | 0.2 |

正位腰椎 on 2018/10/25 星期四 PM

| 部位 | 骨密度(克/平方厘米) | 骨矿物含量(克) | 骨面积(平方厘米) | 骨长度(厘米) | 骨宽度(厘米) | T评分 | 和年轻人(%) | Z评分 | 和同龄人(%) | 短期变化(%) | 短期变化(%/年) | 长期变化 | 长 |
|---|---|---|---|---|---|---|---|---|---|---|---|---|---|
| L2 - L4 | 0.9629 | 42.79 | 44.44 | 10.2 | 12.0 | −0.71 | 92.0 | 0.22 | 102.8 | ***** | ***** | ***** | * |
| L2 | 1.014 | 13.59 | 13.40 | 3.30 | 12.0 | −0.54 | 93.8 | 0.43 | 105.5 | ***** | ***** | ***** | * |
| L3 | 0.9633 | 14.00 | 14.54 | 3.45 | 12.0 | −0.44 | 95.9 | −0.43 | 95.9 | ***** | ***** | ***** | * |
| L4 | 0.9212 | 15.28 | 16.50 | 3.45 | 12.0 | −1.37 | 84.8 | −0.44 | 94.5 | ***** | ***** | ***** | * |
| Total sBMD | 1036毫克/平方厘米 | 46043毫克 | 44.44 | 10.2 | 12.0 | −0.78 | 90.7 | ***** | ***** | ***** | ***** | ***** | * |

左髋 on 2018/10/25 星期四 PM

| 部位 | 骨密度(克/平方厘米) | 骨矿物含量(克) | 骨面积(平方厘米) | 骨长度(厘米) | 骨宽度(厘米) | T评分 | 和年轻人(%) | Z评分 | 和同龄人(%) | 短期变化(%) | 短期变化(%/年) | 长期变化 | 长 |
|---|---|---|---|---|---|---|---|---|---|---|---|---|---|
| Fem Neck | 0.8652 | 2.621 | 3.029 | 1.00 |  | −0.04 | 99.4 | 0.24 | 104.4 | ***** | ***** | ***** | * |
| Troch | 0.6133 | 7.083 | 11.55 |  |  | −1.04 | 86.7 | −0.51 | 93.1 | ***** | ***** | ***** | * |
| Total sBMD | 925.4毫克/平方厘米 | 27448毫克 | 29.66 |  |  | −0.25 | 96.8 | 0.17 | 102.4 | ***** | ***** | ***** | * |

意 见：骨量减少

报告医生：

此外，处于更年期与绝经期的女性要细心体察身体发出的信号，对于一些不舒服的症状更加需要警惕，掌握一些基本的医学常识，例如：

◎ 活动后出现心悸胸闷，就要想到是否有心脏问题。

◎ 出现恶心呕吐，便秘、腹泻、大便带血，就要怀疑是不是消化系统发生疾病。

◎ 出现阴道出血、同房出血、白带带血丝等，要警惕宫颈癌、子宫内膜癌可能。

◎ 乳房触及包块，需尽早到医院进行乳腺检查。

这些常识可以帮助你更早的发现自身可能存在的疾病，早诊断、早治疗。积极主动地管理自身的健康，全方位开展个人健康检测，有效地提高生活质量，平稳顺利地度过人生之"秋"。

## 更年期门诊就诊准备

有的更年期女性容易健忘、烦躁,说话琐碎抓不住重点,医生获取信息困难,不利于诊断。

为了就诊过程快速有效,就诊前可以做一些准备。

**准备好已经做过检查的检查单** 一些检查项目可以在医院间共用,在时效内可以不用重复检查,一方面缩短了患者诊疗过程花的时间,另一方面减少了患者的支出。

**仔细记录自己的症状** 更年期症状多样,潮热盗汗、失眠、易疲劳、焦虑等,常见的就有十几种,患者在门诊,短时间内往往很难详细描述自己的症状。如果能提前想好自己经历的症状,提供更多的信息,更有利于医生指导用药。

**记录近期月经情况** 已经绝经的患者,记得自己最后一次月经时间就可以。月经紊乱的患者,最好能回忆起近 1 年的月经情况。月经多久来 1 次，最长多少天，最短多少天，每次持续多少天，月经周期有助于判断是否进入更年期。

**记录自己的既往病史**　既往病史简单来说就是以前得过什么病、做过什么治疗，家里人有没有什么特殊疾病。围绝经期激素替代治疗有适用情况，同样也存在慎用情况和用药禁忌证，医生需要详细了解情况后才能针对性治疗。

# 哪些更年期女性需要补充激素

## 出现绝经相关症状

更年期是女性从生育期走向老年期的过渡阶段，是所有女性都需要经历的一个正常的生理过程，本身是不需要治疗的，但是在这个阶段，很多女性由于卵巢功能减退，特别是雌激素水平下降，产生了一系列症状，例如潮热盗汗、失眠、胸闷心悸、头晕、关节酸痛、性欲减退、抑郁焦虑等，这些症状在不同女性身上表现不一样，严重程度也轻重不一。一些女性被更年期症状困扰，甚至严重影响工作与生活，适当补充激素可以提高生活质量。

绝经激素治疗（MHT）是唯一能够一揽子解决绝经女性雌激素缺乏带来之所有问题的医疗措施，是对绝经相关症状最有效的治疗方法。(《中国绝经管理与绝经激素治疗指南 2023 版》后语）人体内的激素有很多种，比如胰岛素缺乏会导致糖尿病，甲状腺激素减少会导致甲状腺功能减退，这两种也是如假包换的激素，但却被排除大众所认知的激素的概念之外。更年期卵巢功能的衰退，卵巢分泌的雌激素与孕激素减少，也会产生了一系列症状。同理，既然缺乏雌孕激素导致更年期女性的各种不适，我们补充一些性激素去改善更年期症状、提高生活质量、维护女性的健康又有何不可呢？要强化问题导向，本着"缺什么，补什么"的原则，有针对性地填补自身"短板"，才能有所收获。

雌激素对于女性来说非常重要，人体内所有的器官、脏器，包括骨骼、肌肉及皮肤均含有雌激素受体，各个器官正常的生理功能都需要雌激素去维持。雌激素的缺乏是导致更年期症状的直接原因，也是老年女性众多慢性病的诱因之一。所以，绝经激素治疗是更年期女性保健策略的重要组成部分，是针对女性出现卵巢功能衰退、雌激素分泌不足导致的各种问题的临床医疗措施。有更年期症状的女性，在完善相关检查排除禁忌后，尽早地补充雌激素，不仅仅可以改善当前症状，而且还可以远期受益。

绝经激素治疗可以有效改善更年期的相关症状，特别是年龄小于 60 岁或绝经 10 年内的女性。

我们通常通过女性绝经期自测表（改良 Kupperman 评分表）评价更年期症状的严重程度。

**女性绝经期自测表（改良 Kupperman 评分表）**

| 症状 | 基本分 | 评分程度 | | | | 症状得分 |
|---|---|---|---|---|---|---|
| | | 0 分 | 1 分 | 2 分 | 3 分 | |
| 潮热及出汗 | 4 | 无 | <3 次/日 | 3~9 次/日 | ≥10 次/日 | |
| 感觉障碍 | 2 | 无 | 与天气有关 | 平常有冷、热、痛、麻木 | 冷、热、痛感丧失 | |
| 失眠 | 2 | 无 | 偶尔 | 经常，服安眠药有效 | 影响工作生活 | |
| 易激动 | 2 | 无 | 偶尔 | 经常，能克制 | 经常，不能克制 | |
| 抑郁及疑心 | 1 | 无 | 偶尔 | 经常，能控制 | 失去生活信念 | |
| 眩晕 | 1 | 无 | 偶尔 | 经常，不影响生活 | 影响日常生活 | |
| 疲乏 | 1 | 无 | 偶尔 | 上四楼困难 | 日常活动受限 | |

（续表）

| 症状 | 基本分 | 评分程度 | | | | 症状得分 |
|---|---|---|---|---|---|---|
| | | 0分 | 1分 | 2分 | 3分 | |
| 骨关节痛 | 1 | 无 | 偶尔 | 经常,不影响功能 | 功能障碍 | |
| 头痛 | 1 | 无 | 偶尔 | 经常,能忍受 | 需治疗 | |
| 心悸 | 1 | 无 | 偶尔 | 经常,不影响生活 | 需治疗 | |
| 皮肤蚁走感 | 1 | 无 | 偶尔 | 经常,能忍受 | 需治疗 | |
| 泌尿系感染 | 2 | 无 | 偶尔 | >3次/年,能自愈 | >3次/年,需服药 | |
| 性生活状况 | 2 | 正常 | 性欲下降 | 性交痛 | 性欲丧失 | |
| 总分 | | | | | | |
| 程度评分 | | 正常 | 轻度 | 中度 | 重度 | |
| | 症状得分 = 症状基本分 × 评分程度,总分为各症状得分之和。总分:>30为重度、16~30为中度、6~15为轻度、<6为正常 | | | | | |

注:Kupperman评分中任何一项达到2分,即影响到患者的生活质量,表示症状严重。

通常来说,将每一项程度评分所选择的分值与固定的症状分值相乘,所得数值相加之和大于14分,需要及时就诊，单项超过 2 分也应及时就诊。

## 出现绝经生殖泌尿综合征（GSM）相关症状

GSM 包括与绝经雌激素缺乏相关的生殖道及泌尿系统的症状及体征。生殖系统症状包括生殖道干燥、烧灼感以及阴道缺乏润滑的分泌物导致的性问题和疼痛；泌尿系统症状包括尿急、尿频、尿痛和反复泌尿系统感染。在缺乏雌激素的情况下单独对症治疗效果差，容易复发。

## 存在骨质疏松症高危因素、低骨量、绝经后骨质疏松症及有骨折风险

高危因素包括：绝经尤其是早绝经，早发性卵巢功能不全（POI），脆性骨折（即非暴力或轻微外力后骨折）家族史，维生素 D 及钙等营养摄入不足，低体重［体重指数（BMI）<18.5kg/m²］，缺乏运动，吸烟、过度饮酒等不良的生活习惯，一些影响骨代谢的慢性疾病及长期服用糖皮质激素等药物。临床常用骨质疏松症一分钟试题及亚洲人骨质疏松症自我筛查工具（OSTA）来判断是否存在骨

质疏松症的高危因素。基于骨密度的测定结果诊断低骨量及绝经后骨质疏松症，世界卫生组织（WHO）推荐双能X线吸收法（DXA）检查，绝经女性测定值低于同性别同种族健康成年人骨峰值2.5个标准差（即T值≤–2.5SD）诊断为骨质疏松症，T值在–1~–2.5SD诊断为低骨量。如发生过脆性骨折，无论骨密度测定是否到达诊断标准，也可诊断为骨质疏松症。对于POI及未绝经女性，建议以测定值低于同性别同年龄健康人均值2.0个标准差（即Z值≤–2.0SD）定义低骨量。

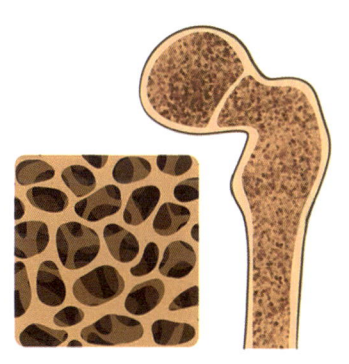

正常骨骼

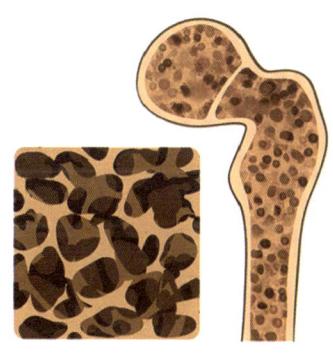

骨质疏松

## 过早的低雌激素状态

如POI、下丘脑垂体性闭经、手术绝经等，包括肿瘤放疗、化疗导致的卵巢早衰，由于这类患者较正常绝经女性更早出现雌激素水平下降，其相关问题如骨质疏松症、心血管疾病、泌尿生殖道萎缩症状及认知功能减退的风险更大。因此，经评估后如无禁忌证，即使没有症状也应尽早开始激素补充治疗（HRT），并需要给予相对于MHT标准剂量较高的雌激素。

# 哪些更年期女性不能补充激素

不是所有的更年期女性都可以补充激素。如果患者有其他疾病，绝经激素治疗可能导致病情加重。医生需要评估患者是否适合绝经激素治疗，若加重病情的风险低、益处大，可以慎重使用，反之，则禁用。

## 慎重使用绝经激素治疗的情况

### 子宫肌瘤

子宫肌瘤是女性生殖器官中最常见的一种良性肿瘤，发病率为20%~30%，多数患者无症状，仅在妇科检查或超声检查时被发现。美国每年约有60万女性切除子宫，其中60%~70%是因为得子宫肌瘤切除的。全球每年因为得子宫肌瘤切除子宫的达500多万例，我国约150万例。子宫肌瘤是一种激素依赖性肿瘤，雌激素是促使肌瘤生长的主要因素。对于有手术指征者，诸如月经过多导致贫血、肿瘤迅速增大或有明显的压迫症状（尿频、下腹坠胀）等，应进行手术治疗。育龄期女性子宫肌瘤并不一定会逐渐增大，有相当部分子宫肌瘤是稳定不变的，妊娠期增大的子宫肌瘤在分娩后多数会缩小，且子宫肌瘤治疗相对简单、安全。子宫肌瘤极少恶变，恶变率约为0.4%，变为子宫肉瘤。育龄期女性的子宫肌瘤不会逐渐增大，提示绝经激素治疗剂量的雌孕激素很可能不刺激子宫肌瘤增大，所以子宫肌瘤并非绝经激素治疗禁忌证，而是列为慎用，需密切随访。

子宫肌瘤患者应用绝经激素治疗，雌激素口服比经皮途径更安全，替勃龙比雌孕激素连续联合方案更安全。

### 子宫内膜异位症及子宫腺肌病

子宫内膜异位症也是育龄期女性的常见病，绝经后由于雌激素缺乏，盆腔的子宫内膜异位病灶会萎缩，这与子宫腺肌病相似。绝经激素治疗会导致体内的雌激素水平升高，可能会导致子宫内膜异位病灶发生进展。患有子宫内膜异位症或子宫腺肌病的更年期女性是否可以使用绝经激素治疗，需要在医生的指导下选用合适的方案，在密切监测下进行。无论患者有无子宫，采用雌孕激素连续联合疗法或替勃龙都比较合适。雌激素应采用低剂量，孕激素应选用连续联合疗法，也就是每天都有雌激素和孕激素的方法，不建议采用周期疗法也就是来月经的方案。对于不适用于绝经激素治疗或对绝经激素治疗存在顾虑的患者，可以选择其他非激素药物去改善更年期症状。

### 有子宫内膜增生病史

子宫内膜癌根据发病机制和生物学行为特点，可分为雌激素依赖型（Ⅰ型）和非雌激素依赖型（Ⅱ型），雌激素依赖型子宫内膜癌占绝大部分，所以绝经激素治疗过程中应关注子宫内膜情况。子宫内膜增生不伴非典型性的患者在内膜转化后，应用绝经激素治疗时需足量足疗程加用孕激素，首选雌孕激素连续联合方案，并按子宫内膜增生指南进行内膜监测随访。子宫内膜不典型增生者，无生育要求的，建议先行子宫全切除加双侧输卵管切除术，术后可单独补充雌激素治疗。

### 有血栓形成倾向

雌激素经肝脏代谢，刺激肝脏分泌凝血因子。相对于欧美人，亚洲女性血栓形成的风险较低。绝经激素治疗对于正常人无影响，但对于有血栓形成倾向的人，会增加血栓风险，这就是为什么用药前要抽血做凝血功能检查的原因。所有围绝经期和绝经后期女性开始绝经激素治疗前，均需对血栓形成的危险因素（如抗磷脂综合征、自身免疫性疾病、恶性肿瘤、慢性心肺疾病、慢性肾病、肥胖、肢体制动或长期卧床、多发性外伤、骨折等）、血栓栓塞病史及家族史进行详细了解和评价，有阳性病史者建议前往专科就诊。

### 胆石症

绝经激素治疗可能促进胆囊结石形成，增加胆囊手术的概率。肥胖、糖尿病、妊娠期、年龄超过40岁、习惯久坐缺乏运动、高脂肪、高胆固醇、低纤维饮食习惯等均是形成胆囊结石的高危因素。经皮雌激素和局部雌激素治疗，可避免药物的肝脏首过效应，对胆石症的影响相对较小，具有较高的安全性。

### 免疫系统疾病

**系统性红斑狼疮。** 系统性红斑狼疮患者易较早出现动脉粥样硬化和骨质疏松症，静脉血栓风险较高。对于病情稳定或处于静止期的系统性红斑狼疮患者，可在严密观察下行绝经激素治疗，推荐首选经皮雌激素，以降低血栓风险。

**类风湿关节炎。** 由于使用糖皮质激素，类风湿关节炎患者骨质疏松症的发病率显著高于同龄同性别健康人群。尚未见绝经激素治疗导致类风湿关节炎病情加重的文献报道，在治疗类风湿关节炎相关的骨质丢失时，可以使用绝经激素治疗。

### 有乳腺良性疾病及乳腺癌家族史

乳腺良性肿瘤的发生率较高，占乳腺肿瘤的80%以上。常见的乳腺良性肿瘤包括纤维腺瘤、乳腺小叶增生、乳腺囊肿、叶状肿瘤和导管内乳头状瘤。乳腺良性疾病的诊断取决于组织活检。乳腺良性疾病不是绝经激素治疗的禁忌证。绝经激素治疗不增加乳腺良性疾病恶变为乳腺癌的风险。家族史和绝经激素治疗与乳腺癌的风险之间的关系相互独立，即绝经激素治疗不会进一步增加有乳腺癌家族史女性的乳腺癌风险。

### 癫痫、偏头痛、哮喘

绝经激素治疗剂量的增加可导致癫痫发作的频率上升，因为绝经激素治疗可降低抗癫痫药拉莫三嗪的血清浓度。偏头痛原因很多，当治疗效果欠佳时，应警惕血栓。血雌激素水平的波动与偏头痛的发作密切相关，连续联合方案（也就是绝经后不来月经的方案）对偏头痛的发作影响最小。绝经激素治疗可能增加哮喘的发作频率。

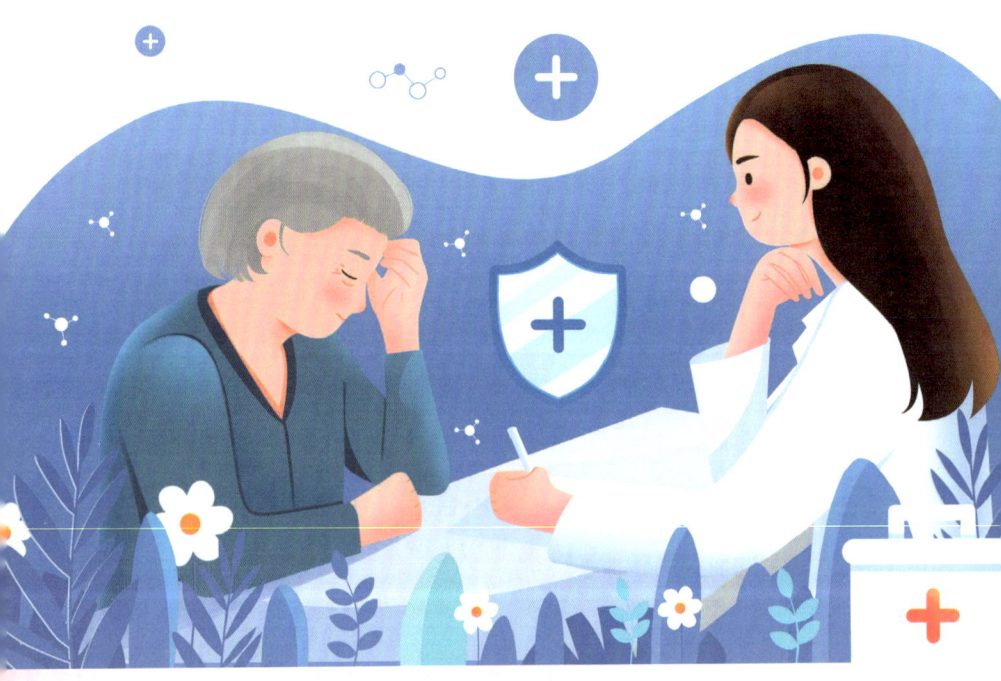

### 血卟啉症、耳硬化症

血卟啉症的发作可能与血雌激素、孕激素水平密切相关，有少数口服避孕药引起血卟啉症发作的报道。经皮雌激素通常不会引起血卟啉症发作。在血卟啉症稳定期，可考虑放置左炔诺孕酮宫内释放系统后加雌激素治疗。

耳硬化症属于半显性遗传，遗传因素在疾病的发病过程中发挥着重要作用，女性发病率高于男性，提示该病可能与雌激素有关，但有研究提示妊娠及口服避孕药并不加重耳硬化症。如需绝经激素治疗，建议用药时加强随访，如无耳硬化症加重，可继续用药。人工镫骨置换术后绝经激素治疗不增加耳硬化症复发风险。

### 现患脑膜瘤

脑膜瘤与雌激素无关，可能与孕激素有关。现患脑膜瘤患者禁用孕激素，脑膜瘤术后复发主要与手术彻底性及分型有关。

## 禁止使用绝经激素治疗的情况

雌激素、孕激素作用于身体大多数组织，某些情况下对疾病的发展起推动作用，综合判断，以下情况列为绝经激素治疗禁忌证。

### 已知或妊娠可疑

更年期女性月经紊乱时应注意排除妊娠相关问题，如宫内妊娠、异位妊娠（宫外孕）、滋养细胞疾病等。处在更年期的女性是可能怀孕的，只是概率很小，受孕很难，即使怀孕了也很可能存在卵子发育不良，容易导致流产、早产或胎儿畸形等，补充雌孕激素，使本该自然流产的胚胎继续生长，加大了对母体的损害。因此，绝经激素治疗应先排除妊娠可能。

### 原因不明的阴道流血

阴道流血病因包括炎症、肿瘤性、医源性、创伤性和卵巢功能失调等，需搞清楚出血的部位（阴道、宫颈还是子宫腔等）和病因。

不明原因出血可能是子宫内膜增生、息肉等内膜病变导致，盲目补充雌激素可能导致疾病恶化。

### 已知或患有乳腺癌可疑

乳腺癌是女性发病率最高的恶性肿瘤，我国女性乳腺癌发病的中位年龄仅为48~50岁，乳腺癌的高发年龄恰好是绝经管理的目标人群。

临床上为了治疗乳腺癌，一般采取多种手段来降低雌激素的水平，从而控制乳腺癌的病变发展。经过治疗后，患者雌激素水平下降明显，一般患者预后情况相对较好。低雌激素有助于乳腺癌患者，所以不推荐乳腺癌术后患者使用全身绝经激素治疗。

### 已知或疑患性激素依赖性恶性肿瘤

乳腺癌、子宫内膜癌、子宫肉瘤（低级别子宫内膜间质肉瘤）、具有内分泌功能的卵巢肿瘤与雌孕激素相关，其他肿瘤可能也与雌孕激素相关。雌孕激素布及身体大多数组织，对于某些肿瘤发展可能起促进作用。目前，除了一些常见肿瘤，另外有部分肿瘤的进展与雌孕激素的关系不明确，需要研究数据提供临床支持，医生在向患者推荐绝经激素治疗前会考量该肿瘤是否与雌孕激素相关、能否进行绝经激素治疗。

根据激素替代治疗的肿瘤治疗后的风险（复发、进展）划分的癌症类型总结如下表。

| 肿瘤类别 | 临床决策 |
| --- | --- |
| 宫颈癌 | √√ |
| 子宫内膜癌 | √ |
| 卵巢癌 | √ |
| 乳腺癌 | × |
| 结直肠癌 | √ |
| 肺癌 | √ |
| 甲状腺癌 | √√ |
| 胃癌 | √ |
| 肝癌 | √√ |
| 非霍奇金淋巴瘤与白血病 | √ |
| 黑色素瘤 | √ |
| 肾癌 | √ |

√考虑绝经激素治疗　√√推荐绝经激素治疗　×禁用绝经激素治疗

患有活动性静脉或动脉血栓栓塞性疾病（最近6个月）

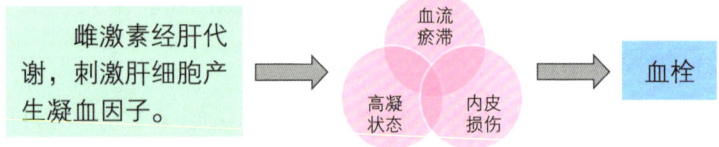

血栓一直是绝经激素治疗重点关注的对象。超过60岁的女性才开始进行绝经激素治疗可能会提高脑卒中风险，而60岁以前开始应用激素且一直使用，即使超过60岁，脑卒中风险也是低的。血栓一旦形成，对健康的影响无法估计，所以对于半年内有血栓相关疾病的患者禁用绝经激素治疗。

### 严重肝肾功能不全

肝肾功能不全属于内科方面的疾病，对重复测定后肝肾功能指标高于正常值2~3倍的患者，建议先行内科诊疗。肝肾是体内主要代谢器官，指标不正常的肝肾细胞是脆弱的，绝经激素治疗药物或其中的杂质会加重肝肾负担，导致肝肾功能进一步恶化，因此要禁用。

雌二醇片/雌二醇地屈孕酮片复合包装（2/10）组的受试者，常规检查结果未见肝肾功能、脂代谢和血尿异常，并有降低低密度脂蛋白胆固醇（LDL）的作用而不显著影响甘油三酯水平。正常人进行绝经激素治疗不会影响肝肾功能，对于轻度肝肾功能异常的患者，可以考虑经皮途径。

# 绝经激素治疗的用药途径

## 口服用药

口服用药是最经典的一种用药方式,方便简单,患者依从性好。肝脏首过效应是口服用药的最大特点。经过肝脏代谢,口服用药方式对降低胆固醇和糖代谢具有一定的益处,但同时影响凝血系统,增加血栓风险,并加重胆道结石症状,所以不宜用于有血栓形成高危因素及有胆道结石的患者。

## 经皮用药

经皮吸收激素进入肝脏的比例极小,能避免肝脏首过效应。药物经皮肤吸收直接进入体循环,破坏少，生物利用度高。经皮用药不增加对肝脏的刺激，减少药物对胃肠道的刺激，深静脉血栓或肺栓塞的发生风险低。因此，经皮用药对于需长期应用激素治疗、有肝胆功能障碍或血栓形成高危因素的患者具有独到的优点。此外，经皮途径给药时体内激素水平更平稳，可以减少雌激素波动导致的不良情况发生。但因没有肝脏首过效应，不能充分发挥口服雌激素的降胆固醇作用。

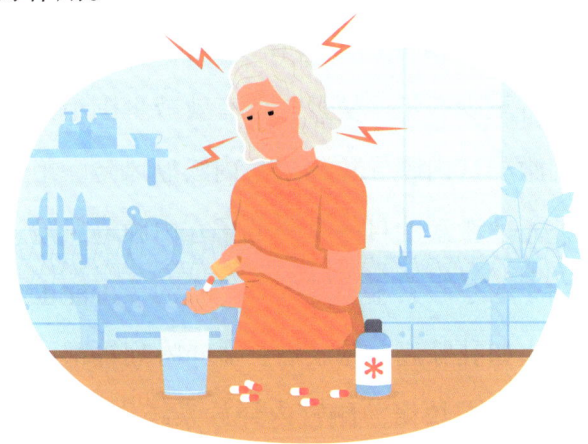

### 阴道用药

将药物送入阴道内，是女性特有的一种用药方式，生效快，能避免肝脏首过效应，剂量较口服低，主要用于泌尿生殖系统综合征。适用于仅存在阴道局部症状者，或不能口服药物的女性，对于局部症状重、全身用药效果不佳的患者可同时搭配阴道用药。

## 宫内置入

孕激素局部作用于子宫内部保护子宫内膜。左炔诺孕酮宫内释放系统（曼月乐）内含52mg左炔诺孕酮，每日可向宫腔内持续释放20μg左炔诺孕酮，可有效维持至少5年。曼月乐可有效减少围绝经期单雌激素刺激子宫内膜导致的子宫内膜癌风险。绝经激素治疗补充孕激素的目的是降低子宫内膜癌风险，但是额外补充的孕激素主要是人工合成的，可能也会带来风险，比如乳腺癌、脑膜瘤、血卟啉症等都可能与孕激素相关。左炔诺孕酮宫内释放系统作用子宫内膜，出血少，患孕激素相关疾病时，可以考虑宫内放置左炔诺孕酮宫内释放系统后单独补充雌激素。

# 绝经激素治疗的好处与风险

我们知道了什么样的女性在更年期可以补充激素,那么,补充激素对于更年期女性,存在着哪些好处,又有着什么样的风险呢?

## 激素治疗的获益

### 近期获益

近期获益主要是可以有效缓解更年期症状,例如潮热盗汗、心悸胸闷、关节酸痛等,特别是对于更年期症状严重的患者,激素治疗可以有效提高生活质量。

进入更年期后,由于雌激素水平下降,女性的阴道内微环境会发生明显改变。正常育龄期女性阴道内存在大量杆菌,酵解产生乳酸,维持阴道内的酸性环境,进而抑制其他致病菌的生长。绝经后雌激素水平降低，阴道内乳酸杆菌减少，阴道内的pH（正常值为3.8~4.5）上升，从弱酸性变为弱碱性，局部的抵抗力减弱，容易导致致病菌感染，表现为反复的白带增多、外阴瘙痒、灼烧感、性交痛，累及尿道时还常常伴有尿频、尿急、尿痛等泌尿系统感染症状，我们称之为萎缩性阴道炎。对于出现这类症状的更年期女性，雌激素是最有效的药物，通常阴道内局部用药就可以显著改善症状，抑制阴道黏膜的萎缩，提高女性的生活质量。

更年期女性由于卵巢功能衰退，生殖系统发生萎缩，阴道分泌物减少，会出现阴道干涩、灼烧感等不适，常常在出现性交痛，随着年龄增长，接着会出现阴道弹性下降并且缩窄，导致性交困难。体内的雄性激素减退，也会使女性的性需求、性高潮反应减退。部分更年期女性由于肥胖、皮肤皱黄，在伴侣面前容易产生自卑心理。这一时期的女性，往往也被子女婚嫁、工作退休等琐事所烦恼，往往在性生活上被动应付，甚至拒绝性行为。长此以往，会导致夫妻之间性生活不和谐，影响夫妻的感情。雌激素可以有效改善生殖泌尿道萎缩症状，缓解阴道干涩与性交痛，雄激素则可以提高女性性欲，使更年期女性重获"小性福"，有助于改善夫妻感情，促进家庭和睦，也有助于女性平稳度过更年期。

### 远期获益

随着年龄的增长，骨量也在悄然无声中流失，容易导致骨质疏松，甚至骨折，骨折对老年生活的质量存在很大的影响。绝经后女性骨质疏松，雌激素水平减退是一个重要的原因，更年期女性服用小剂量的雌激素，可以减慢骨量丢失速度，预防骨质疏松，大大减少骨折的可能。

提高生活质量。雌激素治疗可以作为绝经后女性预防骨质疏松的一线治疗药物，具有骨质疏松危险因素的女性可以考虑使用雌激素治疗，尽早使用可以取得更大的收益。

对于老年女性，心血管疾病是其主要死亡原因之一，年龄、肥胖、高脂血症都与心血管疾病的发病密切相关。研究表明，绝经后女性血脂会发生代谢异常，主要表现为甘油三酯、低密度脂蛋白及胆固醇升高，高密度脂蛋白水平降低，从而冠心病的发病率也明显升高，而雌激素水平与绝经后血脂异常密切相关。大部分关于绝经激素的研究都表明，雌激素治疗可以降低心血管疾病风险。绝经激素治疗可以改善血管功能，改善胰岛素抵抗，调整血脂谱,从而可以明显降低患心血管疾病及糖尿病的风险。对于年龄小于60岁或绝经10年内的女性,使用雌激素可以对心血管形成有效保护,而不在这个"窗口期"之内的女性,由于动脉的斑块已经形成等因素,使用雌激素已不能降低风险,甚至会加重原有疾病的发展。因此,尽早就医、尽早启动绝经激素治疗可以获得更大收益并且风险更小。

雌孕激素对精神神经系统有着广泛的作用,因此,绝经后女性常常面临着抑郁、失眠、认知功能减退的困扰。绝经期女性容易出现一些情绪障碍,如烦躁、激动易怒等,或者焦虑、内心不安,常常感到孤独、失落,情绪低落,抑郁。更年期女性是抑郁症的高危人群。更年期抑郁、焦虑情绪容易导致失眠或早醒等睡眠障碍,同时入睡困难、夜间觉醒等睡眠障碍又是抑郁症和焦虑症常见的躯体表现,如此常常陷入恶性循环。绝经激素治疗可以改善大脑功能,减轻雌激素缺乏导致的自主神经功能紊乱及消极、负面情绪,可以改善更年期女性的抑郁、焦虑症状,是轻度抑郁症患者的首选医疗措施,但是如果症状较重,还需要至心身医学科或精神科就诊,联合抗抑郁药物治疗。同时,绝经激素治疗对认知功能具有保护作用,可以减少女性认知功能损伤,预防阿尔兹海默症。

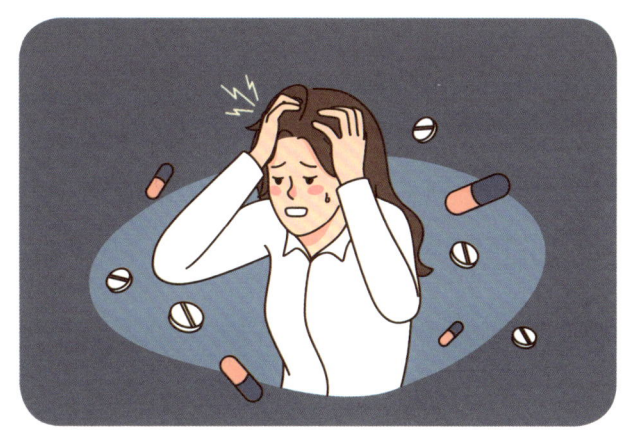

女性进入绝经期后,皮肤老化的问题随之出现,皮肤干燥,失去弹性。皮肤是雌激素最大的靶器官,雌激素是皮肤内在的最大抗衰老素,绝经后女性皮肤的老化会明显加速。因此,绝经后补充雌激素,可以延缓皮肤衰老,维持皮肤健康。但是,延缓皮肤衰老仅仅是雌激素治疗更年期症状的附加获益,而不是雌激素治疗的用药指征,不推荐单纯地为了延缓皮肤老化去补充雌激素。

直结肠癌是老年女性常见的恶性肿瘤之一,研究表明,雌激素治疗可以降低绝经后女性患大肠癌的风险。合并有肥胖、高血压、糖尿病、多囊卵巢综合征或月经异常的患者，都是子宫内膜癌的高危人群。绝经激素治疗在补充雌激素的同时添加了孕激素，孕激素可以转化子宫内膜，明显降低子宫内膜癌的风险。此外，绝经激素治疗可以加强机体本身的免疫系统，清除一些异常细胞，显著改善女性身体健康状况。运用绝经激素治疗的女性，要维持一定频率的定期体检，更容易在早期发现肿瘤，起到早诊断、早治疗的作用。

## 激素治疗存在哪些风险

### 乳腺癌

关于绝经激素治疗与乳腺癌关系问题的争议由来已久。对于激素治疗会不会增加乳腺的风险，医学上已经研究了许多年。中国女性乳腺癌发病高峰在45~55岁及65~75岁，比西方女性要提早10年左右。女性体内雌激素高峰是在育龄期及20~30岁，这与乳腺癌发病高峰是错开的，如果乳腺癌与雌激素密切相关，发病高峰应该是与雌激素高峰一致的，所以，雌孕激素与乳腺癌的关系并没我们想象的那么密切。绝经后补充的雌激素的量，大约只有生育期的十分之一，激素治疗与乳腺癌关联并不大。

长期的临床应用与多个大型临床研究也证实，激素治疗在 5~7 年内并不会增加患乳腺癌的风险。目前的研究表明乳腺癌的风险主要与孕激素相关，而非绝经激素治疗的主体——雌激素。天然的雌激素、合适的孕激素的使用，不会增加患乳腺癌的风险，甚至有降低乳腺癌的作用。研究还告诉我们，即使雌激素使用时间超过 5 年，乳腺癌发病的风险增加也不超过千分之一。乳腺癌的高危因素有很多，包括肥胖、不运动、吸烟、酗酒、情绪不稳定、压力大等。对于肥胖的女性，雌激素可以改善全身血脂谱，改善体型，甚至可以降低乳腺癌的发病率。但是，不是说使用激素 5 年安全了就不会得乳腺癌了，无论用不用绝经激素治疗，处于更年期的女性都是乳腺癌的高发人群，都需要定期进行乳腺检查，排除乳腺癌的风险。

很多女性的亲属，例如母亲曾经患有乳腺癌，女性自己也害怕会遗传上。其实，乳腺癌大部分是散发的，不具有遗传性，只有小部分（约 10%）的乳腺癌归因于高风险的易感基因遗传，主要是 BRCA1 和 BRCA2 的基因突变。这种遗传基因不仅导致家族女性成员容易得乳腺癌，还可能导致卵巢癌，我们常常称之为遗传性乳腺癌 - 卵巢癌综合征，该类患者乳腺癌发病年龄通常较轻，且多为双侧乳腺癌，卵巢癌的发病年龄也较早，病理类型以浆液性乳头腺癌多见。如果担心自己会遗传乳腺癌，可以进行乳腺癌遗传基因的相关筛查，一般来说，中国人这两个基因异常的比例很小，远低于白种人。如果没有相关的基因突变，可以正常地进行绝经激素治疗。

### 血栓

血栓是血流在血管内面剥落处或修补处的表面所形成的小块。在可变的流体依赖型中，血栓由不溶性纤维蛋白、沉积的血小板、积聚的白细胞和陷入的红细胞组成。通俗地说血栓就是"血块"，它像塞子一样堵塞了身体血管的通道，导致相关脏器没有血液供应，重要器官的血栓如果没有及时发现并治疗，会造成突然死亡。有这样一个比喻：血管就像一条条小溪，血栓就是小溪里的石头，这个石头会越变越大，最终导致小溪堵塞。研究表明，绝经激素治疗与动静脉血栓的形成相关，绝经激素治疗导致血栓的风险与患者具体情况相关，包括高龄、肥胖、手术等，绝经激素治疗可以使动静脉血栓风险增加2~4倍，但是其绝对风险依然很低。是否存在血栓风险没有一个简单有效的检查方法，一般认为没有血栓高危因素的患者，一般无须考虑血栓问题。近半年有血栓疾病的患者，是不适合进行绝经激素治疗的；家族成员有血栓病史者，口服激素治疗可能也会加重其风险。但是，使用经皮肤吸收的雌激素，由于不需要通过肝脏代谢，并不会增加血栓风险。

### 其他

雌孕激素在体内都是通过肝脏代谢的，其代谢产物经过肾脏排出。一般来说，雌孕激素并不会影响肝脏功能。严重的肝脏疾病会影响雌孕激素的代谢，对于这种女性，应在原有肝肾疾病得到控制后，再考虑补充激素治疗，或可以选择使用经皮的雌激素，减少肝脏负担。

更年期与绝经后女性胆囊结石发病风险会有所增加，但这种风险是有限的。经皮吸收的雌激素不会增加患胆囊结石的风险，有胆囊结石者如果需要接受绝经激素治疗，推荐使用经皮吸收的雌激素制剂。

有人问：补充激素会长胖吗？更年期女性由于雌激素水平下降，脂肪代谢紊乱，或多或少都会面临着"发福"的烦恼。雌激素可以改善体内的脂肪代谢，降低胰岛素抵抗，所以补充雌激素并不会导致发胖，反而有助于体型的控制。人们对使用激素会发胖，只是把对糖皮质激素的认识错误地转接到雌激素头上,让它倒霉地背了一个黑锅而已。

说了那么多,我们可以发现,总之,绝经激素治疗虽然存在着一些风险,但是获益是远远大于风险的,只要我们严格把握指征,排除禁忌,合理用药,定期复查,就可以享受绝经激素治疗带来的最大利好,安稳度过人生之"秋"。

## 绝经激素治疗的常见问题

### 什么时候开始补充激素

绝经激素治疗要尽早开始。所谓早，就是从雌激素缺乏的早期就开始，即女性开始出现月经紊乱或出现一些更年期症状，就可以考虑去更年期门诊就诊，寻求医生的帮助了。绝经激素治疗最好是在身体尚未出现器质性疾病之前即开始补充激素，可以获益更多，风险更低。如果是60岁以后或绝经10年以上，身体的老化已经不可逆转，动脉斑块已经形成，骨质疏松已经发生，神经系统已经开始退化，再使用雌激素，只会增加心脑血管疾病风险而失去了它的保护作用。我们一般认为的早用，是指60岁之前或绝经10年内，在这段时间内开始，我们才能得到心血管、骨骼、神经系统的最大获益。

## 怎样补充激素

雌孕激素产品众多，补充方法也五花八门，不可自行乱用，必须去专业的更年期门诊或妇科内分泌门诊就诊。医生首先要全面评估患者的身体状况，进行各项检查，排除治疗禁忌，才会根据具体情况选择合适的治疗方案。根据个人意愿、年龄及具体情况，患者可以选择来月经的雌孕激素序贯方案或者不来月经的雌孕激素连续联合方案，剂量应由医生制定，并根据用药过程中症状的改善情况酌情调整，也就是患者感觉最舒服的剂量就是最低有效剂量。没有子宫的女性，因为不需要添加孕激素去保护内膜，所以单独补充雌激素就可以了。如果存在激素使用禁忌，也可以选择中医药改善症状，但是中医药并不能带给我们绝经激素治疗那些长期的好处。其他的中医治疗包括按摩、理疗、针灸等也可能可以起到辅助治疗的作用。在用药过程中，需要遵循医生嘱咐，定期复诊随访，根据治疗效果调整用药方案，同时监测一些不良反应并及时处理。每年还需要评估患者进行绝经激素治疗的获益／风险比值，如果获益是大于风险的，绝经激素治疗就可以继续进行。总而言之，绝经激素治疗的适应证、禁忌证、慎用情况、获益/风险比的评估、用药方案的调整，都需要在经验丰富的专科医生指导下进行，切不可自作主张。

## 用药期间会有哪些不良反应

一般来说，最明显的不良反应就是乳房胀痛。出现乳房胀痛伴随着乳房丰满时，很多患者会非常恐慌。青春期女性在月经周期中都会出现乳房胀痛这一现象，这是女性青春期乳房发育的一个正常生理现象。在更年期女性中，由于性激素水平下降，乳房趋于萎缩，补充并提高了血雌孕激素的水平后，乳房受到了刺激，产生胀痛，这也是正常的反应，说明了药物有效。在补充雌孕激素的过程中，剂量越大，乳房胀痛发生的可能性越大，一般无须停药，1~2个月后反应就会逐渐消失。如果不能耐受，可以把雌孕激素剂量减小，以减少对乳房的刺激。

口服的雌孕激素都需要经过胃肠道吸收，部分患者可能会出现胃肠道反应，比如恶心呕吐、食欲缺乏、腹泻等，这些反应往往随着用药时间延长而消失，一般无须停药,饭后服用或者睡前服用可以减轻这些反应。如果不能耐受,可以改成经皮给药等其他方案。

用药过程中阴道出血也是患者对绝经激素治疗的担忧之一。绝经激素治疗有许多方案,序贯方案适用于年轻、希望来月经的患者,连续联合方案适用于年纪大、不希望来月经的患者。阴道流血的类型也取决于所用的方案。在序贯方案中,异常阴道出血主要表现为突破性出血,出血量少、时间短;连续联合方案中,用药初期会出现一段时间的点滴出血,是正常现象。如果闭经一段时间后又出血,或点滴出血时间长达半年到一年,则视为异常,应及时就诊。

## 激素治疗需要用药多长时间

很多人都会有这样的疑问:我用了一段时间药,症状已经消失了,没有什么不舒服,为什么还需要用药?

更年期症状出现以及那些远期的危害均是因为卵巢功能衰退雌激素缺乏导致的,如果没有外源性激素的补充,更年期那些近期的症状或远期的危害又会逐渐显现,并且逐渐加重。同时,为了有效预防骨质疏松,保护心血管及神经系统，即使潮热盗汗等更年期症状消失了，也建议继续补充激素治疗。目前观点认为，绝经激素治疗时间是不设期限的，在补充激素的过程中需要定期体检，并且根据实际情况酌情调整用药方案，发现问题及时处理。只要在专业医生的评估下，风险没有增加，继续使用雌激素获益是大于风险的，可以长期一直补充，而不是六七十岁以后就不用了。

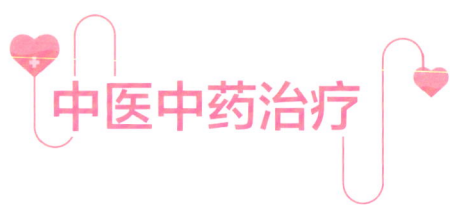

## 中医中药治疗

目前绝经激素治疗是对绝经相关症状最有效的治疗方法,但是对于存在绝经激素治疗禁忌证或心理上抗拒绝经激素治疗的患者,可以使用中医中药治疗缓解症状。

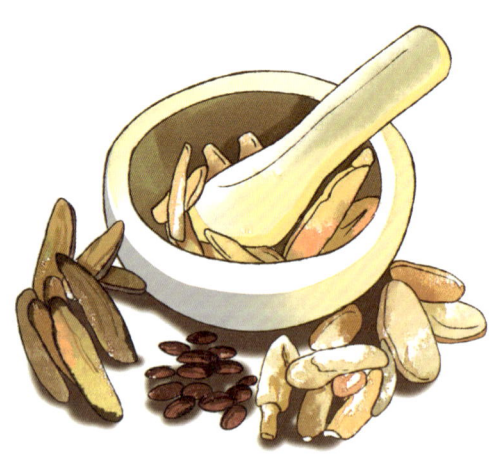

## 中药治疗

1. 坤泰胶囊

有文献报道,坤泰胶囊在一定程度上改善更年期症状的同时,血雌激素水平较激素补充治疗要低。合并绝经激素治疗禁忌证或拒绝激素治疗的患者可以考虑给予坤泰胶囊改善症状,同时,坤泰胶囊也能够辅助绝经激素治疗减轻临床症状。

2. 香芍颗粒

香芍颗粒通过改善海马脑源性神经营养因子和酪氨酸激酶 B 受体的缺陷,在抑郁症小鼠模型中发挥抗抑郁作用。一项随机、双盲及安慰剂对照临床试验提示,香芍颗粒可以有效改善更年期女性情绪障碍,改良 Kupperman 评分较用药前明显降低。《中国绝经管理与绝经激素治疗指南 2023 版》中提到香芍颗粒对缓解血管舒缩症状及其他绝经相关症状可能有效。

3. 黑升麻

黑升麻可产生与雌激素类似的效果,从而缓解绝经期失眠、潮热等不适症状。一篇系统评价评估了黑升麻对血管舒缩的影响，认为黑升麻可以减少血管舒缩发生的频率。《中国绝经管理与绝经激素治疗指南2023版》也认为黑升麻可能对于更年期症状的改善有帮助，但应注意黑升麻可能导致恶心、头痛、深色尿等不良反应。不建议长期服用。

4.更年期的常用五种中药方剂及作用

丹栀逍遥散：当归、栀子、薄荷、芍药、柴胡、甘草、白术、牡丹皮（调控雌激素）。

杞菊地黄丸：熟地黄、山茱萸、山药、茯苓、牡丹皮、泽泻、枸杞、菊花（潮热）。

知柏地黄丸：熟地黄、山茱萸、山药、茯苓、牡丹皮、泽泻、知母、黄柏（潮热）。

甘麦大枣汤：甘草、小麦、大枣（抑郁症）。

酸枣仁汤：酸枣仁、甘草、知母、茯苓、川芎（失眠）。

## 中医治疗

1.针灸

目前最常用的经脉是肾经、任脉，使用频次较高的穴位有肾俞、关元、三阴交、太溪、子宫等。

### 2. 推拿

有学者运用中医推拿"补肾活血法"治疗更年期潮热汗出患者，有效率达 90%。

### 3. 腹针埋线

有报道腹针治疗更年期综合征取得了满意疗效，其主穴选取引气归元（中脘、下脘、气海、关元）、腹四关（滑肉门、外陵），辅穴选取商曲、阴都、气穴、气旁。

### 4. 经穴埋线疗法

有学者以五脏俞加膈俞埋线治疗更年期综合征患者，取穴心俞、脾俞、肺俞、肝俞、肾俞、膈俞，显示总有效率较高。

### 5. 耳穴

应用耳穴贴压治疗更年期综合征，选取耳穴心、肝、肾、内生殖器、皮质下、神门、内分泌，用胶布贴王不留行籽按压，每天按压 3 次，每次 2~3 分钟，并配以相应部位耳穴放血。

### 6. 拔罐疗法

采用背部俞穴走罐法治疗更年期综合征。患者充分暴露背部和腰骶部，以督脉及膀胱经第 1、第 2 条侧线共 5 条纵线为走罐部位，用 4 号玻璃罐沿 5 条循行线反复往返推移，操作4~6遍，再分别在心俞、肝俞、脾俞、肾俞等部位揉罐0.5~1分钟。每周2次，1个月为1个疗程，治疗3个疗程。

7.穴位注射

采用穴位注射治疗更年期综合征。选取心俞、肝俞、脾俞、肾俞、三阴交、足三里、太溪、中极，用10mL注射器配以6号针头抽取复方当归注射液，对准穴位刺入0.3~1cm，回抽无血后注入药液0.5~2mL，拔出针后用乙醇棉球按压1~2分钟。每次取2对穴位，1对背俞穴配1对体穴，交替配穴，隔天1次，10次为1个疗程，连续观察3~6个疗程。

# 更年期病例例举

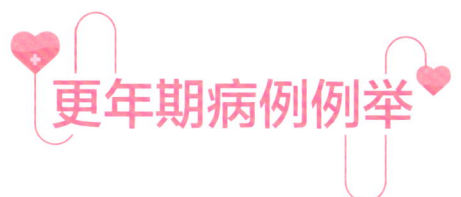

### 病例1　经典病例

H女士，44岁，近6个月月经来潮次数少，现感潮热出汗、胸闷憋气、易疲劳、失眠易怒、焦虑抑郁。

辅助检查提示卵巢功能减退，无绝经激素治疗禁忌证，给予雌二醇/雌二醇地屈孕酮2/10（芬吗通）连续序贯治疗。1月后复诊，胸闷、焦虑、失眠等症状好转，3个月后所有不适均缓解，每月基本按时来月经。建议患者继续使用药物治疗。

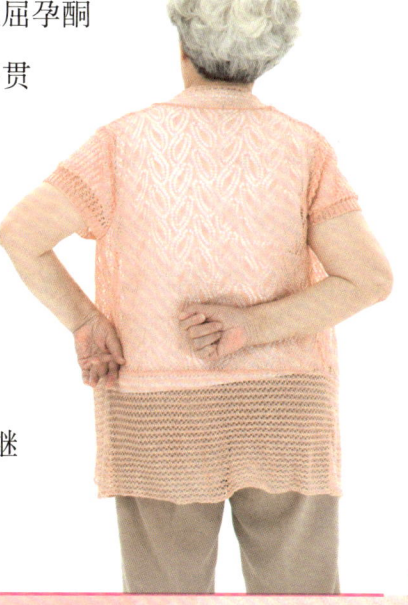

要点：患者年轻，提前出现典型的更年期症状，有继续来月经及缓解更年期症状的意愿，给予稍大剂量的雌二醇/雌二醇地屈孕酮2/10治疗，如果每年相关检查符合要求，可以继续用药至50岁左右，再根据情况更改不来月经的方案。

### 病例2　经典病例

L女士，54岁，既往月经27天一个周期，每次持续5天，近8个月不来月经，现感乏力、潮热、情绪障碍、失眠、骨关节肌肉疼痛。

辅助检查提示卵巢功能衰竭。考虑更年期症状，无绝经激素治疗禁忌证，每天给予雌二醇孕酮连续联合治疗。1个月后复诊，感双乳胀，更年期症状好转。3个月后复查，阴道少许流血2次，乳房胀痛不明显。专科检查未见异常，门诊经阴道B超提示子宫内膜厚4mm，回声均匀。6个月后复查，阴道未再出血，B超提示子宫内膜4mm。建议患者继续使用该方案。

要点：更年期症状大部分在卵巢功能减退、雌激素波动性下降中开始出现，但也有患者在闭经一段时间后才出现。患者延迟绝经，有糖尿病病史，不希望有月经，所以推荐雌孕激素连续联合治疗；患者年龄大，从小剂量开始，所以选择低剂量的每天都有雌激素和孕激素的方案。

雌孕激素可以作用于乳腺，所以患者初始感觉双乳房胀，后期乳胀逐渐好转，属于正常反应。患者阴道少许流血2次，属于绝经激素治疗非预期出血，患者子宫内膜4mm，可先观察。雌孕激素连续联合方案对子宫内膜的保护更强，适合推荐给子宫内膜病变风险高的患者。

### 病例3　更年期症状出现早

Z女士，45岁，间断性胸闷、心慌，去心内科检查未发现异常。月经周期规律，28天来一次，每次持续5天。6个月后月经开始紊乱，周期缩短至20天，每次月经历时3~12天。最近3个月出现潮热、焦虑、失眠等症状。

辅助检查提示卵巢功能减退，考虑更年期综合征，无绝经激素治疗禁忌证，给予雌二醇/雌二醇地屈孕酮2/10连续序贯治疗。1月后复诊，胸闷、焦虑、失眠等症状好转。建议患者继续使用芬吗通。

要点：大部分月经紊乱的患者即使没有闭经，出现月经周期缩短，与原来月经周期相比大于或等于7天，是进入更年期的首先表现，少部分患者更年期症状出现在月经紊乱之前。更年期症状多样，女性在排除器质性疾病后仍未找到病因时，可以考虑更年期综合征，抽血检查抗米勒管激素、促卵泡激素等以明确诊断。

### 病例4　骨质疏松

L女士，56岁，绝经7年，诊断骨质疏松5年，内分泌科医师建议补充维生素D和钙片及其他治疗，但仍感关节酸痛，全身乏力，复查骨密度继续下降。

考虑绝经期骨质疏松，增加替勃龙治疗。加用替勃龙后1年复查骨密度，骨质流失速度减慢。

要点：骨质疏松患者易骨折，女性绝经后骨质流失加速，根本原因是缺乏雌激素。补充雌激素与钙等可以有效减低骨质流失速度。绝经激素治疗适用于绝经10年内或60岁以内女性的初始治疗，对于骨质流失速度快的绝经期女性，建议尽早给予激素补充治疗，早用早获益。

### 病例5　卵巢功能早衰

H女士，30岁，13岁初潮，月经规律，28天来1次，每次4~5天。22岁时月经不正常，2~3个月来一次，每次月经持续3~5天。婚后不孕3年，无潮热、出汗、失眠等症状。

辅助检查提示早发性卵巢功能不全（POI），建议雌二醇/雌二醇地屈孕酮2/10周期序贯。

要点：年轻的早发性卵巢功能不全（POI）患者近期可能很少出现更年期症状，但远期的危害诸如泌尿生殖道萎缩、骨质疏松、高血压、糖尿病等远高于正常绝经的女性。对于卵巢功能早衰患者,一方面要尽早寻求辅助生殖技术帮助,另一方面无论有无临床症状都需要尽早给予稍大剂量的雌二醇/雌二醇地屈孕酮2/10绝经激素治疗。

### 病例6  高血压

A女士,45岁,既往月经规律,3年前开始月经2~3个月来一次,2年前开始出现潮热出汗,每天发作8~12次,近一年出现手关节和膝关节疼痛、易怒、记忆力减退等症状。高血压病史5年,血压控制可。

辅助检查提示卵巢功能减退,考虑更年期症状,无绝经激素治疗禁忌证,给予雌二醇屈螺酮(安今益)治疗。1月后复查,症状好转。

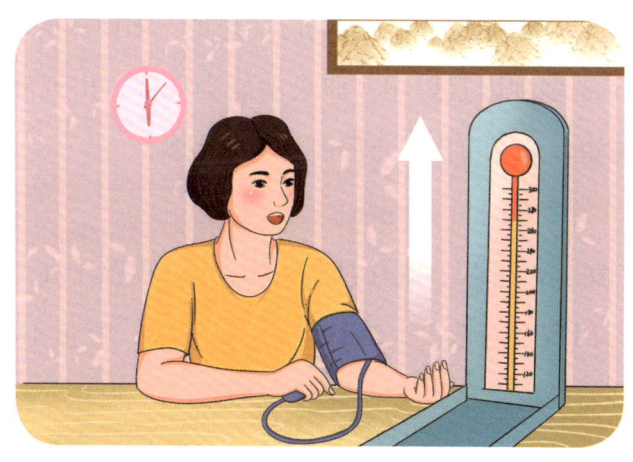

要点：安今益为 1.0mg 雌二醇和 2.0mg 屈螺酮的组合药物。屈螺酮与盐皮质激素受体有高度亲和力，拮抗醛固酮受体活性为螺内酯的 8 倍，具有抗盐皮质激素活性，能防止由于体液潴留而引起的体重增加和其他症状，适用于轻度高血压的患者。

### 病例7　无子宫

W 女士，47 岁，5 年前因子宫肌瘤切除子宫，保留了双侧卵巢和输卵管，最近半年感失眠、潮热、乏力。

辅助检查提示卵巢功能减退，骨量减少，考虑更年期综合征，给予雌二醇 2mg/ 天治疗。

要点：患者更年期症状明显，检查结果提示卵巢功能减退，子宫切除术后，无需孕激素保护子宫内膜，单独给予雌激素改善症状。全子宫切除的患者，即使保留了双侧附件，受多种因素影响，卵巢功能会下降，出现卵巢早衰，有资料提示可以早点同时补充雌激素。

### 病例8　子宫肌瘤

Z 女士，44 岁，既往月经规律，4 年前孩子高考操心焦虑，出现月经改变，2~3 个月来潮一次，经量不多。1 年前开始出现潮热盗汗、睡眠差、记忆力减退。

辅助检查提示卵巢功能减退，B 超发现子宫肌瘤约

5cm大，考虑更年期症状明显，建议在定期检查的情况下服用雌二醇/雌二醇地屈孕酮1/10连续序贯治疗，月经恢复正常，症状缓解，3个月、半年B超检查子宫肌瘤无明显增大。

要点：子宫肌瘤的发展与雌孕激素有关，属于绝经激素治疗慎用情况，不是不能用，也不是可以无所顾虑地用，对于有需要的患者可以推荐，用药过程中要定期复查子宫肌瘤。到了一定的年龄可以考虑不来月经的方案，也就是雌孕激素连续联合或替勃龙方案。

## 病例9　老年性阴道炎

G女士，56岁，绝经8年，近5年出现失眠、潮热、注意力不集中等，2年来反复阴道瘙痒、灼热感、尿痛、排尿困难，自行使用阴道抗生素效果差。

专科检查：双侧大阴唇和小阴唇萎缩，阴道上皮萎缩，皱襞消失，黏膜充血，有小出血点。考虑绝经期泌尿生殖系统综合征，建议雌激素孕激素连续联合治疗。1个月后复查，失眠、潮热等症状好转，但仍感阴道瘙痒、灼热、尿痛，加用阴道用普罗雌烯胶丸治疗。3个月后复查，更年期症状好转，阴道瘙痒、尿痛不适明显缓解。

要点：泌尿生殖系统综合征因缺乏雌激素而发病，对症治疗效果差，易复发。泌尿生殖系统综合征伴全身症状的患者首选全身激素治疗，对于症状重、全身用药效果差的患者，可加用阴道雌激素。

### 病例10　乳腺癌

L女士，51岁，绝经3年，48岁因乳腺癌手术治疗，术后恢复良好，未复发。术后化疗，此后月经不规律，继而绝经，出现潮热、盗汗、焦虑等更年期症状。

考虑更年期综合征、乳腺癌术后，建议服用坤泰胶囊或香芍颗粒改善症状。

要点：乳腺癌属于绝经激素治疗禁忌证，不适合补充雌激素，所以建议患者服用中成药坤泰胶囊或香芍颗粒改善症状。

### 病例11　宫颈癌

L女士，44岁，G8P2，宫颈鳞癌Ib1术后9年。患者因宫颈鳞癌行手术治疗，术后感潮热、盗汗、失眠，服用补佳乐治疗，症状好转。停药3年，现骨痛、易疲劳、睡眠差、阴道干涩等不适。

考虑宫颈鳞癌术后、更年期综合征，给予钙片维生素D及戊酸雌二醇片（补佳乐）1mg连续口服治疗。用药半月后回访，患者更年期骨痛、睡眠差、阴道干涩症状好转。

要点：目前研究提示绝经激素治疗不增加子宫颈鳞癌的发生风险，同时可改善子宫颈鳞癌患者手术、放化疗后的生活质量，不增加复发及死亡率。对于切除子宫的患者，建议单雌激素治疗；对于保留子宫的患者，建议雌孕激素连续联合治疗。

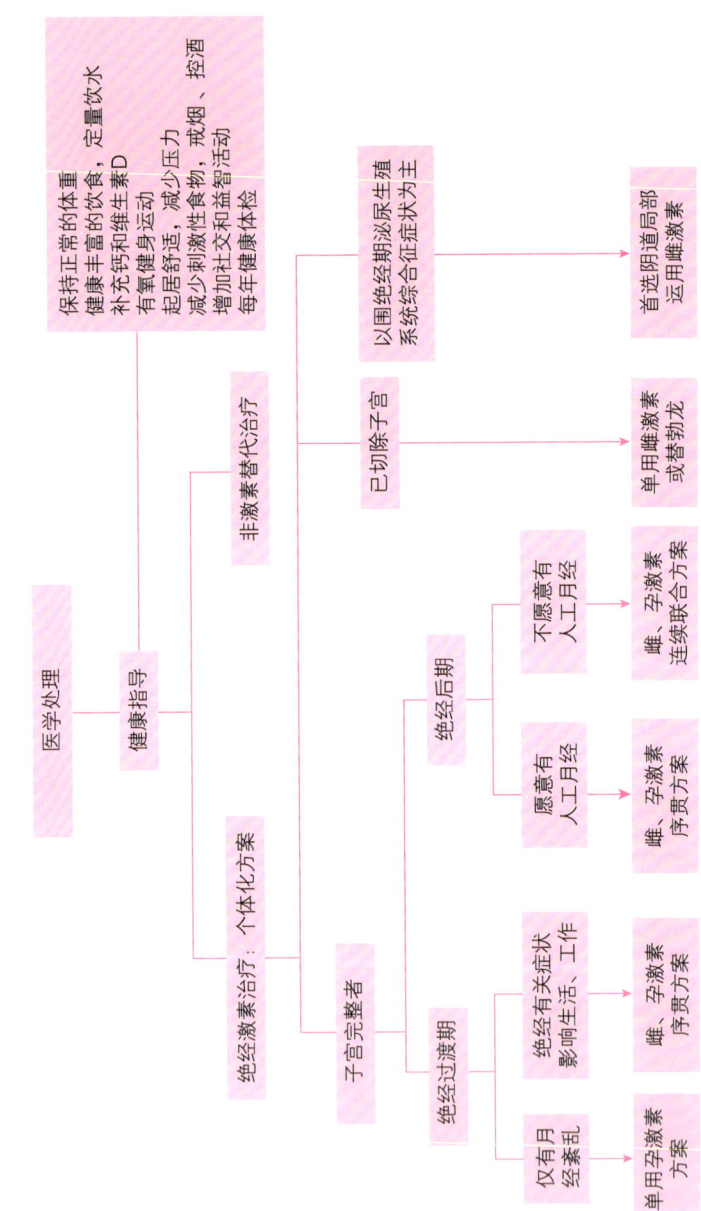

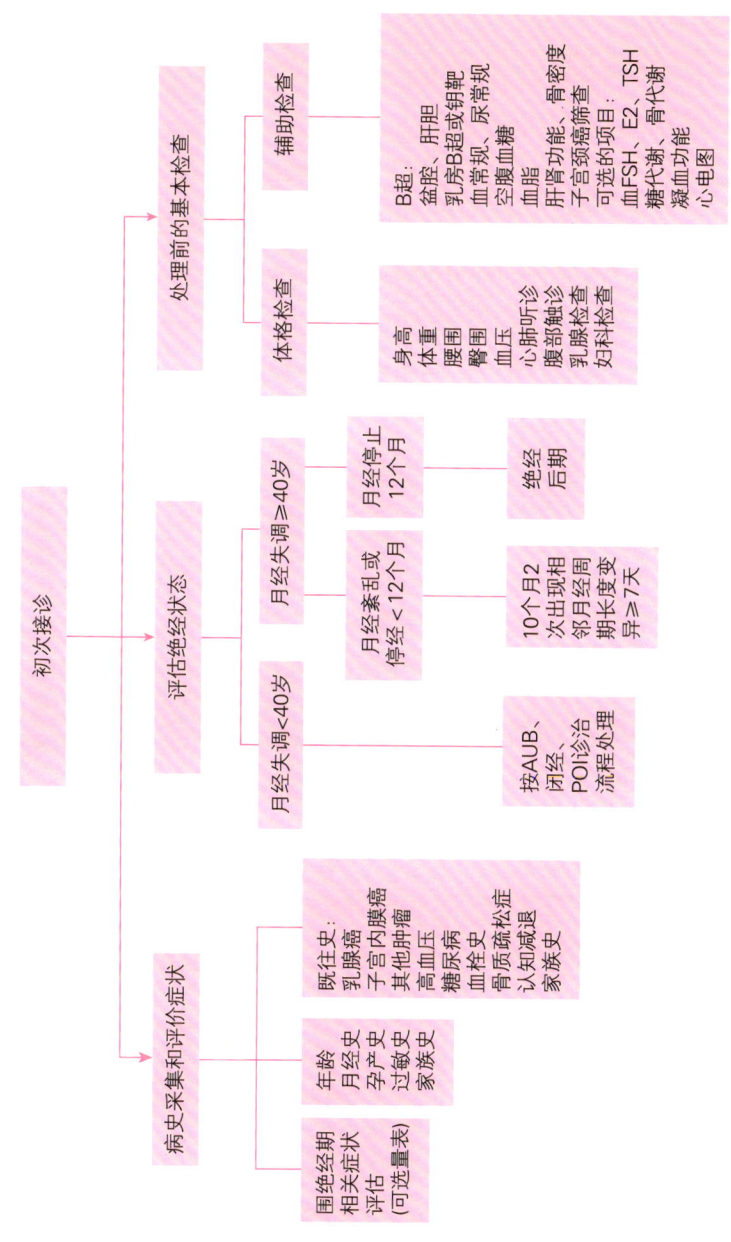

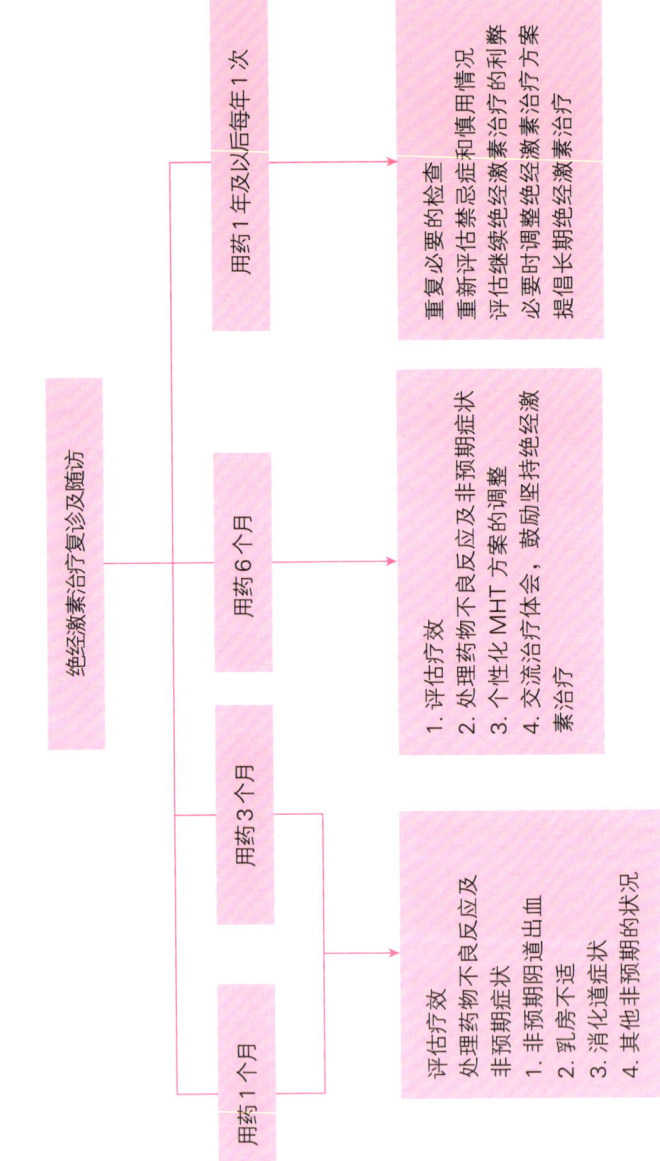

## 绝经激素治疗随访流程

绝经激素治疗复诊及随访

**用药1个月 / 用药3个月**
评估疗效
处理药物不良反应及非预期症状
1. 非预期阴道出血
2. 乳房不适
3. 消化道症状
4. 其他非预期的状况

**用药6个月**
1. 评估疗效
2. 处理药物不良反应及非预期症状
3. 个性化MHT方案的调整
4. 交流治疗体会，鼓励坚持绝经激素治疗

**用药1年及以后每年1次**
重复必要的检查
重新评估禁忌证和慎用情况
评估继续绝经激素治疗的利弊
必要时调整绝经激素治疗方案
提倡长期绝经激素治疗